Seleção Cura Natural

ORGANIZAÇÃO
RENATA ARMAS

ARTRITE
E DORES ARTICULARES

SETE ALIMENTOS QUE COMBATEM DOR E INFLAMAÇÃO
NAS COSTAS, NOS JOELHOS, NAS MÃOS E OUTRAS ARTICULAÇÕES

2023 BRASIL

Lafonte

Título original: Artrite e dores articulares

Direção editorial *Ethel Santaella*

REALIZAÇÃO

Bem Estar Conteúdo

Edição de texto *Renata Armas*
Redacão *Murilo Toretta*
Edição de Arte *Cristina C. de Vasconcelos*
Revisão *Karina Cobo e Gustavo Ferreira*
Fotos *Kurhan (capa)*
Shutterstock
Tratamento de imagens (capa) *Edson Minoru*

Dados Internacionais de Catalogação na Publicação (CIP)
(Câmara Brasileira do Livro, SP, Brasil)

Artrite e dores articulares : sete alimentos que combatem dor e inflamação nas costas, nos joelhos, nas mãos e outras articulações / organização Renata Armas. -- 1. ed. -- São Paulo : Lafonte, 2023. -- (Seleção cura natural)

Vários consultores.
ISBN 978-65-5870-330-3

1. Alimentação saudável 2. Articulações 3. Artrites - Tratamento 4. Inflamação 5. Nutrição - Aspectos da saúde 6. Reumatologia I. Armas, Renata. II. Série.

23-148009 CDD-616.723
NLM-WE-544

Índices para catálogo sistemático:

1. Artrite : Reumatologia : Medicina 616.723

Henrique Ribeiro Soares - Bibliotecário - CRB-8/9314

Editora Lafonte
Av. Profa. Ida Kolb, 551, Casa Verde, CEP 02518-000, São Paulo - SP Tel.: (+55) 11 3855-2100
Atendimento ao leitor (+55) 11 3855-2216 / 11 3855-2213 - atendimento@editoralafonte.com.br
Venda de livros avulsos (+55) 11 3855-2216 - vendas@ editoralafonte.com.br
Venda de livros no atacado (+55) 11 3855-2275 - atacado@ editoralafonte.com.br

Impressão e acabamento:
Gráfica Oceano

Sumário

Afinal, por que as articulações inflamam?

De maneira simples, é possível definir as articulações, também chamadas popularmente de juntas, como um conjunto de estruturas que fazem a conexão entre dois ossos do corpo humano. Graças a elas, somos capazes de nos movimentar, ainda que nem todas as articulações do corpo humano sejam móveis. Cada tipo tem características e funções diferentes, mas, de modo geral, as estruturas que permitem nossa movimentação, como joelhos, tornozelos, punhos, dedos e cotovelos, contam com algumas estruturas em comum que são vitais para a redução do atrito entre os ossos.

CONTROLE SOBRE OS OSSOS

A superfície das extremidades ósseas é coberta por uma camada de cartilagem, que pode variar de espessura dependendo da articulação que está sendo protegida. Nessa parte do corpo, esse tipo de material costuma ser liso e elástico e é composto de colágeno e água, entre outros componentes.

Algumas juntas mais complexas, como o joelho e a coluna vertebral, ainda contam com a ajuda de discos fibrocartilaginosos, como o menisco, que têm como uma de suas funções neutralizar todo o impacto recebido pelo corpo. É que pressões excessivas sobre a cartilagem, bem como alterações ocorridas nesse material podem gerar a osteoartrite (ou artrose), uma das formas mais comuns de artrite.

Na artrite reumatoide, é o próprio organismo o responsável pelo ataque; já na osteoartrite, a dor começa por um desgaste da cartilagem.

A camada externa da cápsula articular, como é chamado o invólucro que reúne todas as estruturas citadas anteriormente, é formada por um tecido firme e fibroso, que pode ter sua propriedade prejudicada quando passamos muito tempo imobilizados. Já a camada interna dessa cápsula articular é rica em nervos e vasos sanguíneos – e são eles os responsáveis por levar os estímulos dolorosos ao cérebro quando há algum problema acontecendo.

Os ossos, nas juntas, ainda são conectados entre si pelos ligamentos, tiras elásticas e resistentes que ajudam a manter a movimentação dentro do padrão normal. Ao redor das articulações estão os músculos, que, com ajuda dos tendões (um outro tipo de tira), protagonizam o movimento. É por isso que ter músculos fortes é a melhor maneira de proteger as suas articulações.

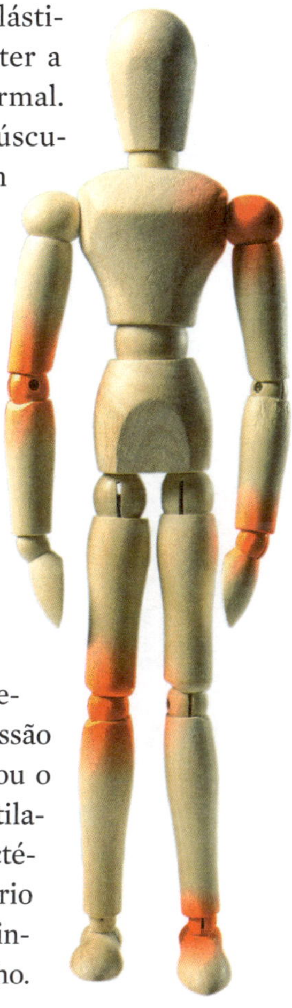

QUANDO A DOR ACONTECE

Doenças como a artrite, a osteoartrite (artrose), a tendinite e a bursite têm, em comum, o sufixo "ite", que diz respeito justamente à inflamação. Mas você sabe o que isso realmente quer dizer?

Todo processo inflamatório é uma reação do organismo diante de uma agressão – uma lesão (como pancadas, cortes ou o atrito causado pelo desgaste na cartilagem), um invasor (como vírus ou bactérias) ou ainda uma estrutura do próprio organismo que, por alguma razão, é interpretada como um agente estranho.

Essa última característica é o que define as doenças autoimunes, como a artrite reumatoide. O sistema de defesa reconhece, de forma equivocada e por razões diversas e ainda não esclarecidas, algumas moléculas que fazem parte da composição corporal normal como sendo um corpo estranho, passando a atacá-lo.

PONTADAS AGUDAS

Além do desgaste das cartilagens e do sistema articular, algumas dores podem nem sequer ter uma causa aparente. É o caso da dor nas costas, que é apontada como uma das principais causas de afastamento do trabalho no Brasil, e também de aposentadoria por invalidez, segundo o Instituto Nacional do Seguro Social (INSS).

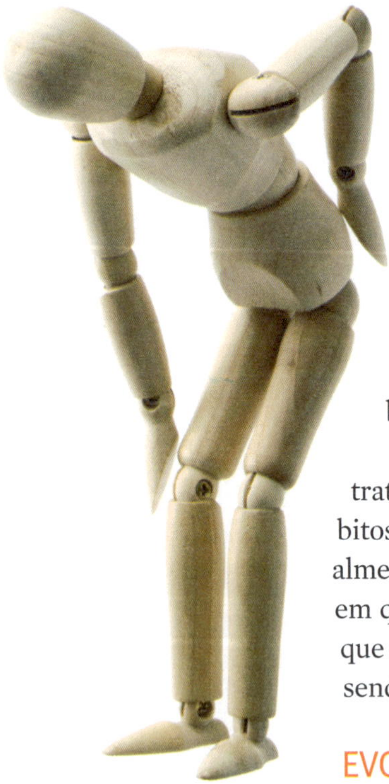

E não só a coluna vertebral, como também os músculos e os nervos podem ser os responsáveis pelos desconfortos incapacitantes. A dor na lombar, que é a região inferior das costas, é a campeã de reclamações entre os brasileiros, seguida pela cervical.

Em comum, todas são primariamente tratadas com mudanças importantes de hábitos, atividades físicas regulares e, eventualmente, com medicações. Apenas nos casos em que o tratamento clínico não funciona é que é preciso pensar em outras alternativas, sendo a cirurgia a última delas.

EVOLUÇÃO DO TRATAMENTO

Com a evolução da medicina e da tecnologia, o Brasil já conta com novidades que favorecem o diagnóstico correto e que permitem tratamento adequado para cada tipo de dor, com destaque para os procedimentos cirúrgicos minimamente invasivos.

Essas inovações incluem procedimentos médicos feitos com auxílio de endoscopia e que têm cortes bem pequenos. As vantagens vão desde cicatrizes menores na área operada até a recuperação mais rápida após a cirurgia. Porém, mesmo diante dessas novidades, prevenir ainda é a forma mais indicada de lidar com as inflamações nas juntas.

As principais recomendações costumam incluir uma alimentação equilibrada na rotina, além da prática de atividade física constante, da correção da postura para casos de dores lombares e de joelho e da consciência de que carregar muito peso ou fazer esforços exagerados não é aconselhável para ninguém.

Com a missão de destruir os corpos estranhos, o processo inflamatório também acaba com tecidos e estruturas saudáveis.

Estalar os dedos faz mal?

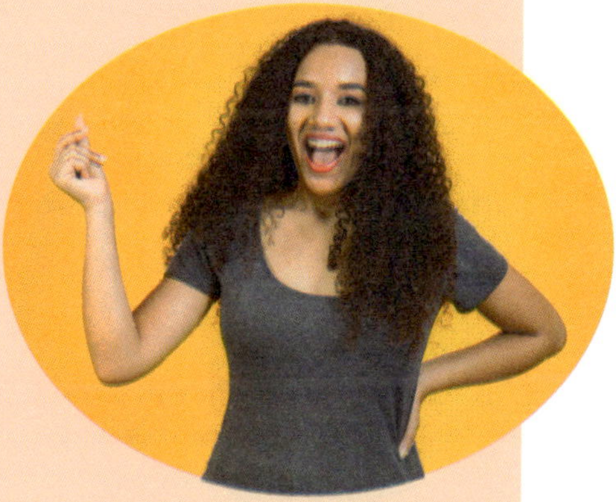

O dano exato que o hábito de estalar os dedos pode causar não está totalmente estabelecido. Sabe-se, por meio de estudos de imagem, que a prática gera uma pressão negativa na articulação, e um consequente deslocamento do líquido que a protege, causando uma espécie de vácuo intra-articular, além de maior influxo de líquido vindo da cartilagem durante o movimento.
O som de estalo seria resultado desse processo. Assim, apesar de não haver unanimidade quanto às consequências desse hábito, sabe-se que existe uma chance de lesão da cápsula articular a longo prazo, o que, especialmente se associado com doença articular, pode causar redução do movimento.

Conheça as **doenças por trás das dores**

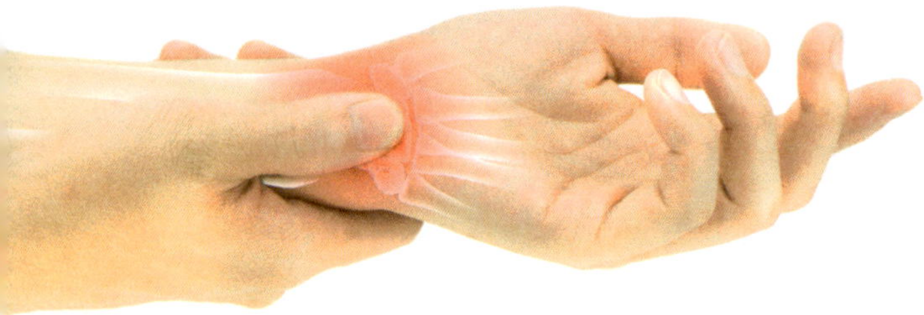

Seja nas costas, nos ombros, no quadril ou nos joelhos, as incessantes dores articulares podem ter múltiplas causas que precisam de atenção para não se tornarem casos crônicos, ainda mais graves. Para entender melhor o que pode estar acontecendo com seu corpo quando sente dor, é preciso conhecer bem as doenças relacionadas às articulações. Confira as principais delas a seguir:

Artrite

A Arthritis Foundation, uma das mais consagradas entidades voltadas para o tema nos EUA, considera que existem mais de 100 tipos de artrite e doenças associadas. Fazem parte dessa lista enfermidades que nem sempre têm origem nas articulações, bem como problemas inflamatórios, infecciosos, metabólicos e degenerativos, que afetam, só naquele país, 58,5 milhões de adultos e 300 mil crianças.

Embora o termo seja abrangente, é logo associado à artrite reumatoide, doença autoimune que acomete 1% da população mundial e, ao contrário do que muita gente imagina, não afeta somente idosos.

Essa ideia equivocada tem uma terrível consequência, especialmente no Brasil: a demora em se obter o diagnóstico. Os três meses iniciais podem mudar o prognóstico do paciente; se tratada nessa fase, que é chamada de janela terapêutica, o risco de sequela diminui muito.

Segundo dados da pesquisa *AR no Brasil: Um estudo de Vida Real*, certas pessoas chegam a levar 30 anos para iniciar o tratamento adequado. Essa lacuna é a responsável pelas terríveis deformidades que a doença pode causar sem tratamento adequado.

Artrite reumatoide

Nessa doença inflamatória autoimune, o sistema imunológico ataca o tecido conjuntivo que envolve as articulações, conhecido como sinóvia, e, em alguns casos, outras partes do corpo também.

O surgimento da doença envolve predisposição genética, exposição a fatores ambientais e, provavelmente, a infecções. Vários genes associados à artrite reumatoide já foram descritos pela ciência, mas sua presença, isolada, não é determinante para o diagnóstico definitivo. A doença é mais comum em pessoas com história familiar, mas é possível que, entre gêmeos, um desenvolva e outro não.

Entre as questões ambientais já relacionadas à condição estão o tabagismo, o fumo passivo e a exposição a poluentes do tipo sílica. Hormônios também parecem ter influência, já que a mulheres são três vezes mais afetadas, e os sintomas costumam melhorar na gravidez.

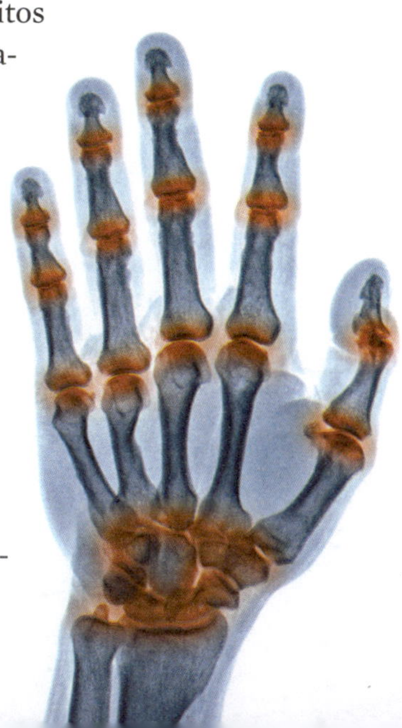

Entre os sintomas, pode se iniciar com dor, inchaço e calor em apenas uma ou poucas articulações, acompanhados de rigidez pela manhã, que cotuma levar horas para melhorar, além de uma fadiga extrema. Ao contrário da osteoartrite, na artrite reumatoide, a dor não melhora com repouso.

O quadro mais comum é a doença se iniciar nos dois lados do corpo, afetando mãos e punhos, além dos pés, e depois evoluir para as áreas mais centrais no corpo. Sem tratamento, as articulações acabam sofrendo erosão e há ruptura dos tendões, gerando deformidades. Pode haver ainda inflamações localizadas nos vasos sanguíneos, olhos, pulmões, coração e no sistema nervoso em geral.

Artrose

Também chamada de osteoartrite, é uma doença degenerativa que pode ter o envelhecimento como uma das principais causas, embora o passar dos anos não seja o único desencadeador das dores. É que há uma predisposição genética envolvida, e indivíduos mais jovens com excesso de peso ou que realizam muito esforço com sobrecarga também podem ser vítimas da artrose.

O problema costuma afetar os dedos das mãos, a coluna (especialmente as regiões cervical e lombar), o quadril ou os joelhos. Além disso, com o desgaste da cartilagem, o osso abaixo dos joelhos é afetado, bem como tendões, músculos e ligamentos, provocando dores e inchaço, que melhoram com repouso.

Diz-se que a dor, na maioria das formas de artrose, é predominantemente mecânica, ao

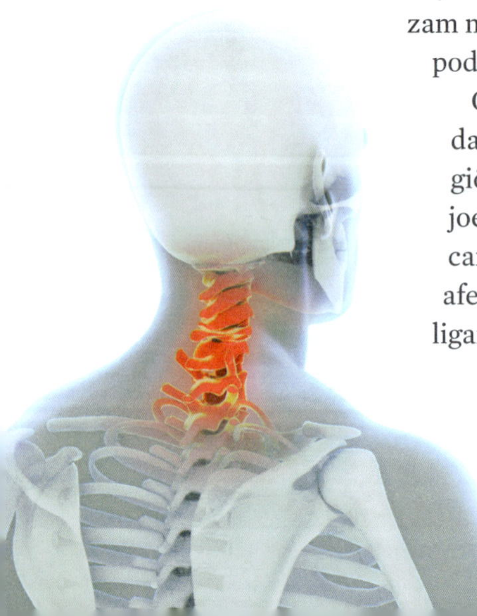

passo que nas doenças autoimunes é inflamatória, ainda que haja inflamação em ambos os casos.

Há pessoas que possuem muitas alterações na radiografia sem apresentar muitos sintomas e vice-versa. A inflamação não é intensa, mas persistente. Além da dor, que costuma melhorar com repouso, pode haver inchaço e crepitação (estalos). Também pode haver rigidez que melhora com a movimentação e formações chamadas de osteófitos (o popular bico-de-papagaio).

Dores das articulações

Responsáveis por manter os ossos e as cartilagens alinhados e por permitir a movimentação esquelética, as articulações são partes do corpo que também podem receber o nome de juntas.

Atualmente, estuda-se a existência de centenas de dores diferentes nas articulações. As mais famosas incluem os joelhos, os ombros e os tornozelos. Suas causas podem variar, indo desde traumas e acidentes no dia a dia até lesões por esforço repetitivo, como a tendinite, devido ao uso repetitivo de celulares ou computadores. Ainda há quadros em que se dá o deslocamento das juntas, bursites e até mesmo doenças que podem causar essas dores como um dos sintomas, como é o caso da angina do coração, capaz de fazer os ombros sentirem um impacto constante, e da gota, que pode afetar o tornozelo.

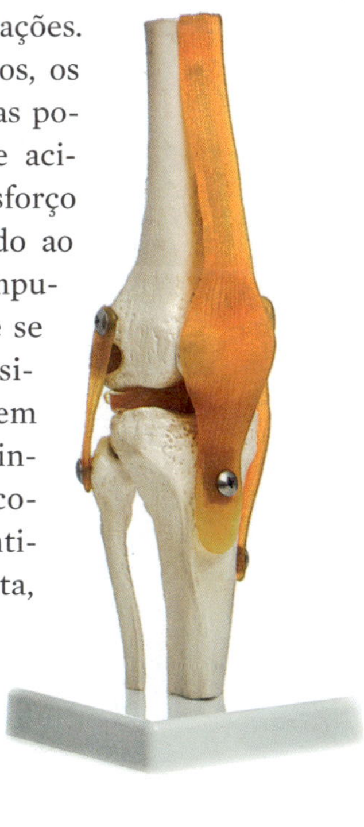

O uso de roupas e calçados apertados pode também contribuir para o surgimento das dores nas articulações. Atletas e praticantes de atividades físicas que não costumam se alongar ou que exercem um esforço exagerado podem vir a sentir sintomas com maior frequência.

Geralmente, as dores nas articulações são caracterizadas por inchaço repentino, vermelhidão no local, deformidades aparentes e incapacidade de mover o membro associado, como mãos, pés, pernas, quadril, ombros, pescoço e braços. Elas podem trazer também impacto na vida social, uma vez que atrapalham a execução de tarefas simples do dia a dia, e requerem um diagnóstico preciso de um ortopedista assim que possível, para evitar complicações ainda maiores no futuro.

Dores nas costas

Dados da Organização Mundial da Saúde (OMS) apontam que 80% da população mundial é acometida pelas dores nas costas, sendo a lombalgia a principal delas. Em seguida, vem a dor na região cervical, que é chamada pelos médicos de cervicalgia.

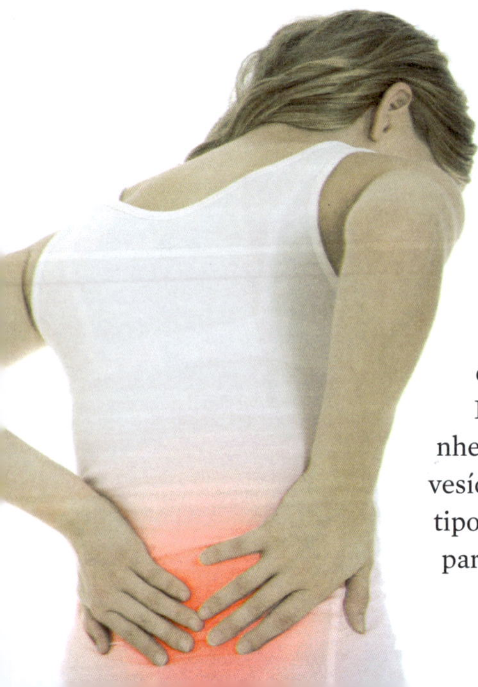

Postura inadequada por longas horas, sedentarismo, sobrepeso e obesidade, estresse e até mesmo o processo degenerativo, que ocorre naturalmente na coluna com o avançar da idade, podem estar por trás das dores que demoram tanto a passar.

Doenças como cálculos renais (conhecida como pedras nos rins) ou na vesícula, aneurisma na aorta e alguns tipos de câncer, que podem evoluir até para uma metástase na coluna, também

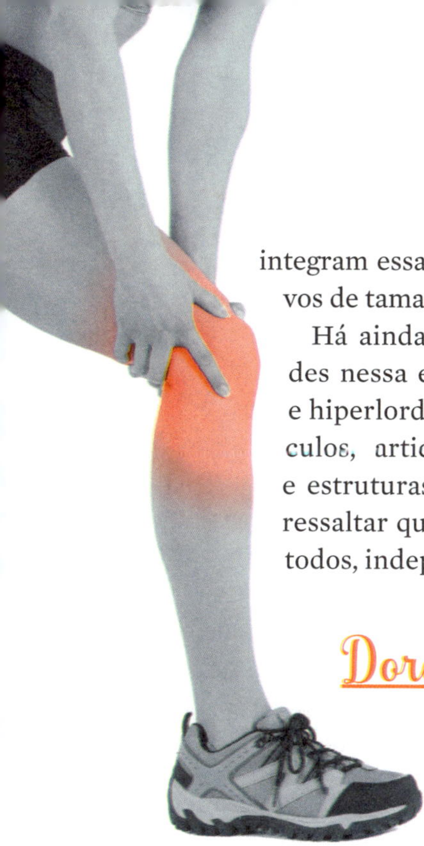

integram essa extensa lista dos possíveis motivos de tamanho incômodo na coluna.

Há ainda as causas ligadas a deformidades nessa estrutura, como escoliose, cifose e hiperlordose, além de alterações nos músculos, articulações, discos intervertebrais e estruturas nervosas e traumatismos. Vale ressaltar que a dor nas costas pode atingir a todos, independentemente de sexo ou idade.

Dores nos joelhos

Os primeiros sinais de que algo não vai bem nessa articulação do corpo são a dor persistente no joelho antes ou depois da atividade física, o incômodo ao permanecer muito tempo sentado, ou ao descer e subir escadas, a sensação de que o joelho falha em algumas situações de uso repetitivo, a perda da mobilidade da articulação, o travamento, além de vermelhidão e bastante inchaço no local

Em todos esses casos, independentemente de a causa da dor ser articular ou muscular, continuar praticando exercícios físicos sem uma avaliação médica pode prejudicar ainda mais a situação. A exceção é quando um baixo grau de dor pode ser observado logo no início da atividade, sem que isso prejudique a articulação.

Alguns dos principais riscos que o joelho corre envolvem o desgaste de cartilagem – a camada de tecido liso que recobre os ossos dentro da articulação para facilitar o deslizamento. Em longo prazo, isso pode gerar doenças como a artrose, além do desgaste de tendões pelo uso repetitivo de forma descoordenada ou sem musculatura preparada.

Espondilite anquilosante

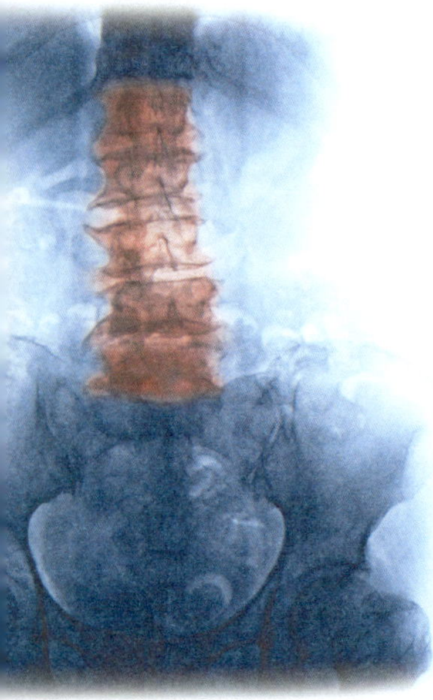

Doença de origem autoimune que afeta as articulações, com destaque para a coluna. A teoria mais aceita, hoje, é que a doença seja desencadeada por uma infecção intestinal em indivíduos que têm um marcador genético chamado HLA-B27.

Ela é mais comum em homens, especialmente entre 20 e 40 anos de idade. No entanto, muitos pacientes demoram em receber o diagnóstico porque os sintomas podem ser confundidos com os de outras causas de dores nas costas.

Fibromialgia

A fibromialgia é uma doença de dor musculoesquelética que pode explicar o incômodo nas costas. A doença é um quadro complexo que envolve alterações no humor, dificuldades no sono e dores e dormências em diversas partes do corpo, atingindo principalmente mulheres entre 30 e 60 anos de idade.

Geralmente, não há lesões ou problemas físicos importantes desencadeando a dor em si, mas a pessoa é muito sensível e mesmo estímulos mínimos, como pequenas torções, frio, tensão e exercícios leves, podem gerar o incômodo.

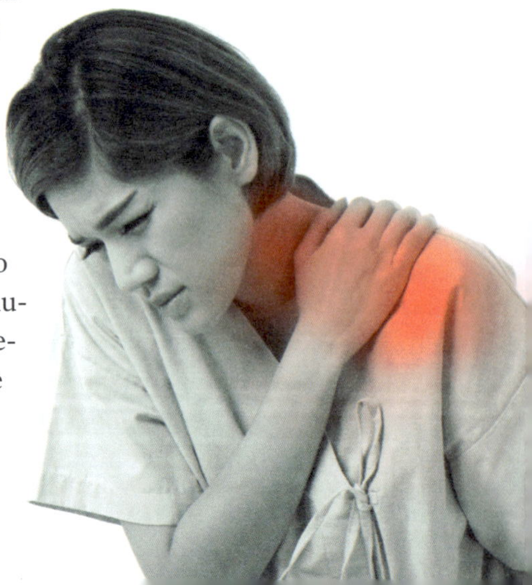

Gota

Ocorre quando as taxas de ácido úrico no sangue ficam elevadas, algo que pode ter relação tanto com a produção excessiva como com a eliminação deficiente da substância.

Isso provoca a deposição de cristais nos tecidos, principalmente nas articulações das pernas, gerando dor e inchaço. Costuma ser mais comum em homens, na faixa dos 40 a 50 anos de idade. Excesso de peso, sedentarismo e uso de álcool também são fatores de risco para o desenvolvimento da gota.

Osteoporose

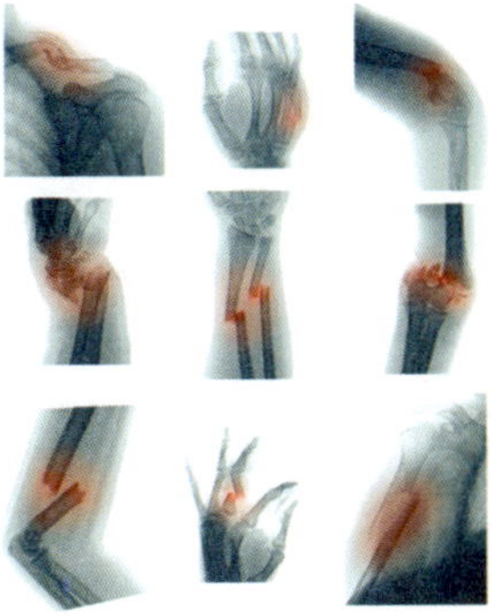

Muitas vezes a pessoa só descobre que sofre de osteoporose quando aparece a primeira fratura. Um escorregão simples que não deveria gerar mais do que um susto ou uma rápida imobilização acaba por resultar em dias e dias de gesso ou, em alguns casos, até na necessidade de cirurgia.

Os ossos mais comumente atingidos pela osteoporose – e, consequentemente, sujeitos à fratura – são os da coluna, bacia, punho e braço. Dessas fraturas, a mais perigosa é a do colo do fêmur.: um em cada quatro pacientes idosos que fraturam essa parte do corpo morre dentro de seis meses.

Em seus estágios iniciais, é uma doença silenciosa. As principais causas costumam incluir histórico familiar, tabagismo, baixo peso, deficiências hormonais, alimentação pobre em cálcio, falta de exposição ao sol e consumo excessivo de álcool.

A jornada pelo diagnóstico e tratamento

O acompanhamento de um profissional de saúde se mostra fundamental para quem sofre com as chamadas dores articulares. E quanto antes acontecer esse tipo de consulta, maiores são as chances de evitar que os problemas de saúde se tornem irreversíveis e afetem a mobilidade.

BATERIA DE EXAMES

O diagnóstico de artrite, por exemplo, se baseia, principalmente, no relato do paciente e no exame físico. Mas ele também pode incluir alguns exames de sangue e de imagem, como provas que medem a atividade inflamatória (VHS e proteína C-reativa, por exemplo), fator reumatoide, anticorpo anti-CCP, radiografias das articulações, ultrassonografia ou ressonância magnética. Também podem ser necessários exames laboratoriais para descartar outras possíveis doenças que atacam diretamente as articulações, como as hepatites B e C e a chikungunya.

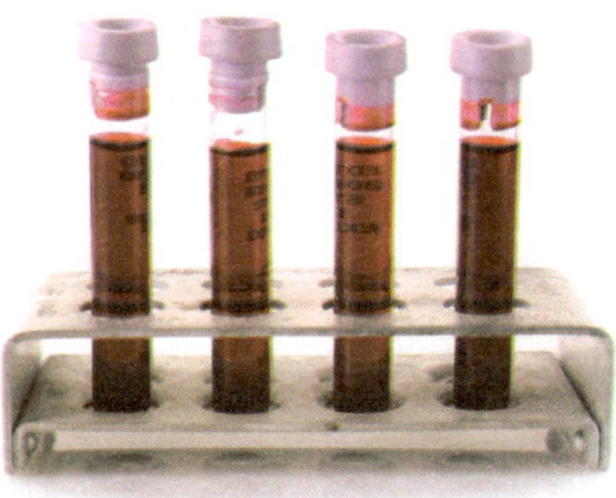

Já o tratamento adequado e precoce evita a ocorrência de deformidades incapacitantes e melhora a qualidade de vida geral dos pacientes. Quanto mais cedo for a intervenção, menor o risco de sequelas. A chama-

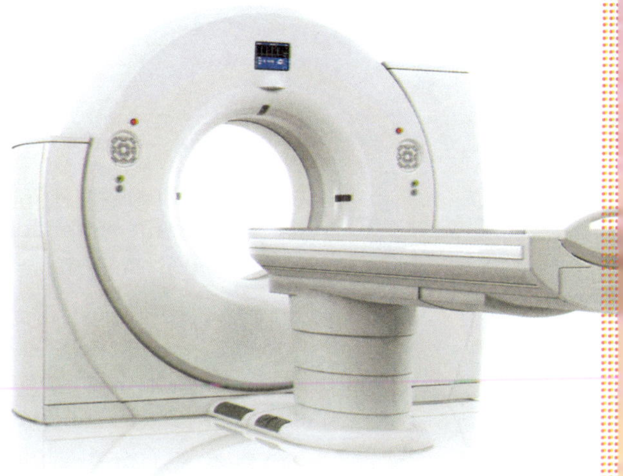

da "janela terapêutica de oportunidade" para a medicina agir preventivamente é de cerca de três meses – se as terapias forem iniciadas nessa fase diagnóstica, podem até levar à remissão completa do quadro.

No entanto, ainda é comum a demora de anos ou décadas até o diagnóstico correto, seja pela falta de acesso a especialistas, seja pela tendência a se automedicar com analgésicos em casos de dor.

NOVAS TERAPIAS

No caso da artrose, ou osteoartrite, além do relato do paciente e do exame físico, radiografias auxiliam muito no diagnóstico. Exames de tomografia computadorizada e ressonância magnética também podem ser solicitados pelo médico especialista.

Para o tratamento, analgésicos e anti-inflamatórios não hormonais (em especial os de uso tópico, que possuem menos efeitos colaterais a longo prazo) podem melhorar a dor e o inchaço local. A viscossuplementação, injeções de uma substância derivada ou parecida com o ácido hialurônico nas articulações, tem trazido resultados positivos para cerca de 60% dos pacientes. O efeito dura de seis meses a um ano e não há reações adversas.

Em casos de muita dor, a infiltração de anti-inflamatórios hormonais (corticoides) pode ser necessária, bem como o uso de medicamentos opioides ou determinados tipos de antidepressivos. Existem ainda suplementos conhecidos como condroprotetores, como a condroitina e a glucosamina, que podem retardar a progressão da doença.

O fortalecimento muscular e o controle do peso são fundamentais para o alívio dos sintomas tanto da artrite como da artrose.

Nos casos em que a articulação está muito deteriorada e o paciente sente dor incapacitante, a cirurgia para colocação de prótese pode ser justificada.

CHECAGEM DOS JOELHOS

Para evitar as dores nos joelhos, o tratamento começa na avaliação médica. E, dependendo do diagnóstico, é necessário consultar fisioterapeutas e educadores físicos, além de obter orientação nutricional para o controle adequado do peso, pois a obesidade também pode prejudicar os membros.

Todo processo de emagrecimento, quando necessário, deve ser feito com acompanhamento nutricional, para uma efetiva reeducação alimentar. Outras dicas incluem manter a musculatura bem alongada e equilibrada, evitar a sobrecarga durante as atividades diárias e fazer um trabalho de reforço muscular continuamente.

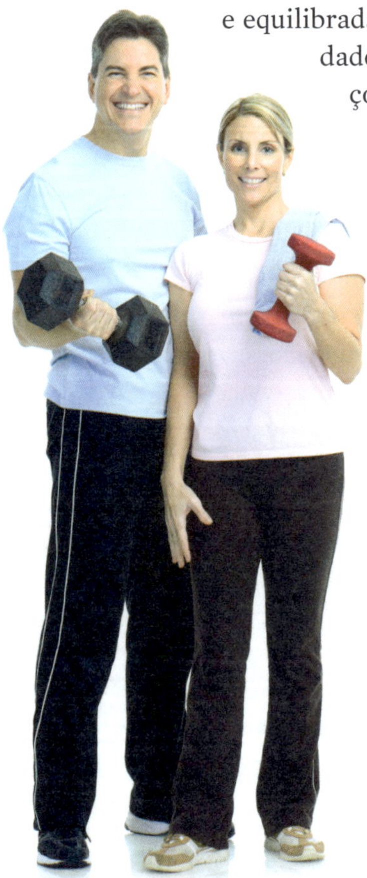

Nos casos em que a articulação já foi atingida, a recomendação é tratar. Uma alternativa de emergência nas lesões traumáticas como entorses e trauma direto é o repouso, associado à compressa gelada local, sendo que a não melhora da dor ou o aparecimento de inchaço sugerem que algo não vai bem.

TREINO DIÁRIO

Em relação à fibromialgia, o tratamento consiste em uso de remédios, desde antidepressivos até analgésicos, além da indicação de psicoterapia, exercícios físicos e mudanças de hábitos de vida.

A atividade física é muito importante nesse quadro clínico, porque, ao se exercitar, o corpo libera endorfina e neurotransmissores com ação analgésica no sistema nervoso central, diminuindo a sensação de dor. Além disso, ela ajuda a melhorar a qualidade do sono e o humor do paciente, que normalmente fica alterado por causa da síndrome. No entanto, a prática deve ser prescrita por um especialista.

Inclua na rotina atividade física, fisioterapia, cuidados com a alimentação e medidas comportamentais para evitar sobrecarga nas juntas afetadas.

PRECISÃO DIAGNÓSTICA

Embora a evolução tecnológica dos equipamentos que fazem os mais diversos exames seja fundamental para o diagnóstico de dores pelo corpo, a conversa entre médico e paciente e um completo exame físico ainda são os principais instrumentos para entender a causa da dor e definir o tratamento.

Por exemplo, para dores lombares, o exame físico ajuda a identificar se a dor tem origem musculoesquelética ou não, se há uma lesão detectável ou se a dor já é de caráter crônico - nesse caso, a pessoa já sente há tanto tempo que nem precisa ter um fator desencadeante, como artroses, para relatar a dor persistente.

Já nos tratamentos, as novidades incluem desde compostos naturais a tratamentos holísticos, mas a opção mais indicada por especialistas é a cinesioterapia, uma fisioterapia motora que recruta e fortalece os principais grupos musculares e auxilia no suporte da coluna lombar, poupando-a e tratando a dor.

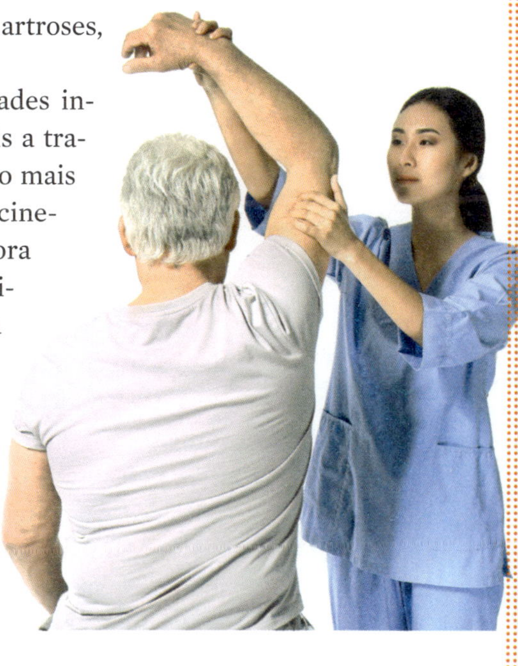

TESTES NO ESQUELETO

O diagnóstico da osteoporose deve ser feito quando o quadro é inicial e tratável, sendo indispensável realizar

exames preventivos. A radiografia da coluna e da bacia pode revelar uma quantidade de massa óssea inferior à esperada para a idade, o que levanta a suspeita de perda óssea excessiva. Mas o exame mais indicado ao diagnóstico é a densitometria óssea, que consegue quantificar essa perda conforme a faixa etária. O teste, no caso das mulheres, deve ser realizado pela primeira vez por volta dos 45 anos de idade. Assim, é possível ter um parâmetro de comparação para futuros exames. Depois da menopausa, o exame deve ser rotineiramente repetido todos os anos. No caso dos homens, recomenda-se realizá-lo a partir dos 60 anos de idade.

Essa recomendação de faixa etária pode ser baixada ainda mais se houver casos na família. A osteoporose tem um forte componente genético. Os genes são importantes para determinar como se dá a absorção e produção óssea em qualquer fase da vida, mas também influenciam na forma como os hábitos do dia a dia agem no processo.

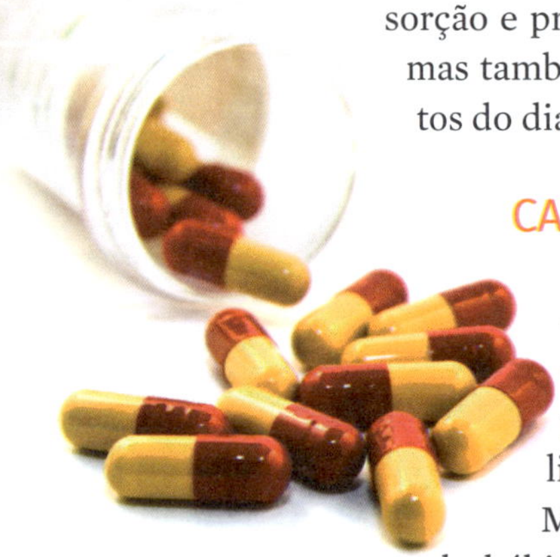

CADA CASO, UMA RECOMENDAÇÃO

Quanto ao tratamento da osteoporose, ele pode ser realizado apenas por meio de mudanças no estilo de vida, principalmente a adoção de uma dieta de qualidade e exercícios regulares.

Muitas vezes associa-se a essa mudança de hábito o consumo de suplementos, que ajudam a suprir aquilo que a dieta sozinha não é capaz de oferecer, mas a maioria dos especialistas costuma indicar essa solução quando a doença já está instalada, e não como um tratamento preventivo.

Em casos mais sérios, quando a perda óssea é maior, o médico pode optar por receitar medicamentos para garantir que o processo não avance e comprometa a qualidade de vida do paciente.

Os mais comuns são os chamados bifosfonatos nitrogenados, pertencentes a uma classe terapêutica chamada drogas antirreabsortivas.

Essas substâncias têm a capacidade de aumentar a densidade mineral óssea, reforçando a estrutura óssea e reduzindo os riscos de fraturas no futuro. As substâncias conhecidas como calcitonina e moduladores seletivos do receptor de estrogênio agem de maneira semelhante. Como efeito colateral, elas podem provocar desconforto estomacal, uma vez que são tomadas por via oral.

Especialistas estimam que 40% dos pacientes no Brasil lamentam de dor nas costas do tipo crônica.

Cuidado com as quedas

Ao lado de todos os esforços para recuperar os ossos, é importante ter atenção para evitar as quedas, que podem provocar fraturas, principalmente em pessoas com mais de 60 anos de idade. Dados epidemiológicos indicam que 30% dessa faixa da população apresenta pelo menos um caso de queda por ano. Os principais cuidados são:

- Instalar barras de apoio no banheiro e ao lado da cama.
- Não deixar tapetes no chão, ou colocar antiderrapante para prendê-los ao piso.
- Usar sapatos fechados com sola antiderrapante.
- Realizar exercícios que melhorem o equilíbrio.
- Retirar quaisquer obstáculos que atrapalhem a caminhada, como cabos soltos e móveis baixos.
- Deixar os cômodos muito bem iluminados.
- Ir ao oftalmologista pelo menos uma vez por ano para ajustar o grau dos óculos e enxergar sempre bem.

Como a **dieta pode ajudar**

Embora a conexão entre dieta e doença seja bem conhecida para quem sofre de diabetes, obesidade e acúmulo de placas nas artérias, nem todo mundo associa nutrição a problemas nas articulações. Cada vez mais, porém, a ciência tem desvendado o papel dos alimentos em processos inflamatórios e mostrado que, sim, a dieta pode ter um papel importante no alívio da dor e do inchaço, além de proteger contra a degeneração da cartilagem.

O tipo de dieta que mais combina com todas essas orientações é a do Mediterrâneo, testada e aprovada por médicos e nutricionistas do mundo todo. Uma pesquisa realizada por cientistas da Universidade de Kent com 99 pacientes com osteoartrite mostrou que esse tipo de dieta pode reduzir os marcadores de inflamação em 47%, além de melhorar a flexão do joelho e a rotação do quadril. Os participantes ainda apresentaram uma redução de 2,2% no peso corporal após 16 semanas. Os dados, publicados no periódico *Journal of Nutrition, Health and Aging*, são animadores. Outros trabalhos já comprovaram os benefícios da dieta para condições como artrite reumatoide e gota.

O consumo de itens ricos em ômega 3 e o aporte adequado de fibras dão uma força ao organismo no combate a processos inflamatórios.

CONSTRUÇÃO INTERNA

Os minerais funcionam como os tijolos que ajudam a construir o organismo, bloco a bloco, tecido a tecido. Parte deles tem um papel regulador dos processos químicos, mas a maioria funciona mesmo é como um arcabouço para montar as peças que formam o corpo.

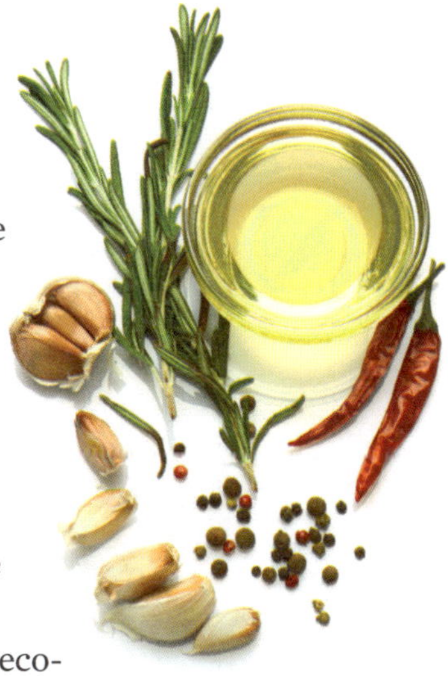

Por exemplo, a maior parte das pessoas sabe que o leite é necessário por conta do cálcio e outros nutrientes, mas acaba por negligenciar a quantidade necessária. A pesquisa *Firme e Forte Osteoporose*, desenvolvida pela Associação Brasileira de Avaliação Óssea e Osteometabolismo (Abrasso), mostrou que 60% das mulheres acham que tomar apenas um copo de leite por dia é suficiente para evitar a doença.

Mas essa quantidade está bem abaixo do recomendado pela Organização Mundial da Saúde (OMS). É preciso consumir de 800 a 1.200 mg do mineral diariamente, quantidade presente em dois ou três copos de leite (cada copo tem entre 250 e 270 mg do mineral). A pesquisa demonstrou ainda que apenas 20% das mulheres com 45 anos bebem essa quantidade. No caso das mais jovens, a porcentagem é de 10%.

VÁ COM CALMA

Para aproveitar os benefícios alimentares contra as dores articulares, outras atitudes são igualmente importantes. Entre elas, o consumo de dois litros de água por dia e a redução importante do consumo de alimentos ricos em açúcar e gorduras saturadas quimicamente modificadas, que estão presentes nos óleos compostos, na margarina, em gorduras vegetais, alimentos industrializados com alto teor de sódio ou que contenham gorduras trans.

Vale a pena também ficar atento a algumas substâncias que podem aumentar processos inflamatórios e levar ao inchaço e ao ganho de peso. Particularmente, as frituras de imersão devem ser evitadas para reduzir o perfil inflamatório de todo o organismo. No início, até pode parecer muito trabalhoso cuidar da alimentação para viver sem dores, mas, em poucos dias, já dá para ver que nem é tão difícil assim e que os pequenos sacrifícios compensam.

Nutrientes aliados

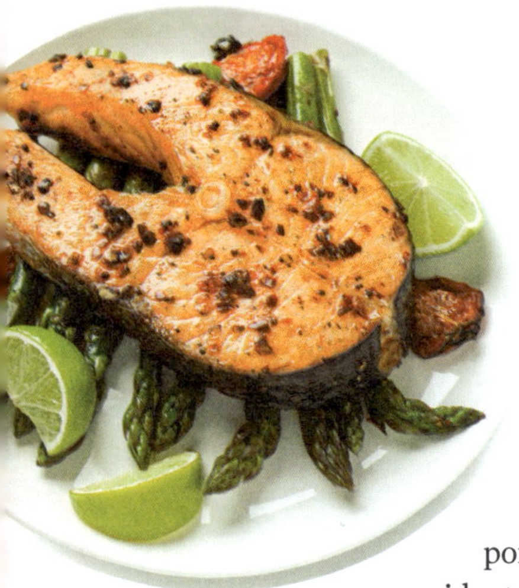

Manter uma ingestão regular de alimentos ricos em ômega 3, principalmente dos tipos DHA (ácido docosahexaenoico) e EPA (ácido eicosapentaenoico), é uma das principais recomendações médicas para quem sofre com dores articulares.

Segundo estudos, além de caprichar no consumo de peixes como atum, salmão e sardinha, é preciso diminuir as porções de frituras e industrializados. Antioxidantes como a antocianina e a vitamina C também são anti-inflamatórios e devem ser priorizados no cardápio. Isso significa que você deve abastecer sua geladeira com frutas e vegetais coloridos e, se possível, temperar as refeições com azeite e alho.

MINERAIS DE DESTAQUE

A lista é ainda maior para quem quer acabar com as inflamações e dores. Alimentos ricos em selênio, como castanhas e farelos de cereais, podem ajudar a remover os metais tóxicos do organismo, reduzindo a dor.

O magnésio, contido no feijão, espinafre, sementes e oleaginosas, tem ação relaxante e pode reduzir a sensação de dor - até mesmo aquela causada por estresse - , bem como diminuir a receptação de serotonina, conhecida por regular a predisposição à dor.

Já alimentos como fígado de boi, atum e ovos são fontes de vitamina B12 e podem evitar o mecanismo da perda da desmielinização, que é uma espécie de defeito na bainha de mielina.

DUELO DE ABSORÇÃO

Os ossos também podem ser beneficiados por meio dos nutrientes contidos em uma dieta equilibrada. Muito por conta do cálcio, que está presente em vários alimentos, como leite, grãos e vegetais. Mas é importante também levar em conta que tudo funciona em sinergia dentro do nosso organismo.

Há substâncias que atrapalham e outras que ajudam a fixação do mineral nos ossos. A vitamina D, por exemplo, presente no salmão e na gema de ovo, ajuda bastante nesse sentido. Por isso, consumir alimentos que apresentam abundância dela – embora o sol tenha papel importante na sua produção – é indispensável para que o cálcio se fixe nos ossos.

Por outro lado, o ferro atrapalha. Os nutrientes competem entre si para serem absorvidos pelo organismo, e o ferro leva a melhor, jogando o cálcio para escanteio. Não se deve eliminar o ferro – presente em abundância nas carnes vermelhas – do cardápio, já que é extremamente importante principalmente para a composição do sangue. Mas recomenda-se evitar colocar os dois minerais numa mesma refeição.

A POTENTE VITAMINA K

Uma novidade, ainda em fase de estudos, é o papel da vitamina K no processo de formação dos ossos e articulações saudáveis. Sabe-se, porém, que a falta dela provoca a perda de massa óssea.

Em um estudo realizado com cerca de 72 mil mulheres, e publicado no *American Journal of Health-System Pharmacy*, ficou demonstrado que aquelas que consomem mais de 109 mg de vitamina K por dia apresentam um risco 30% menor de sofrer uma fratura do quadril.

Esse dado promissor também é confirmado por vários outros estudos já realizados. E vale a pena anotar: a vitamina K está presente em peixes, ovos, couve e frutas como ameixas, kiwi, abacate, amoras e figos.

Manter o peso ideal e fazer refeições ricas em antioxidantes são as dicas para quem quer ter mais saúde e menos dores.

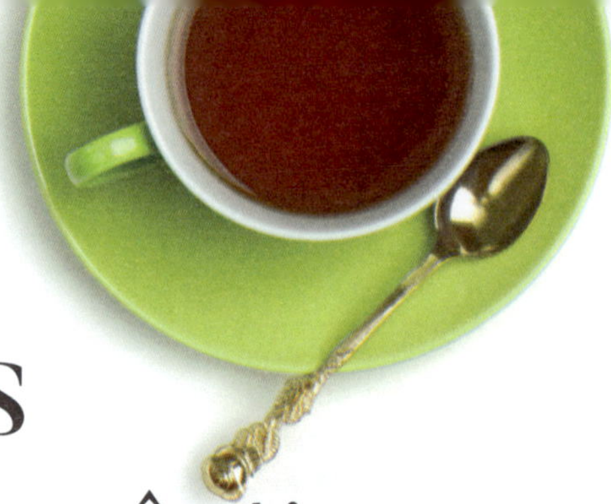

Chás terapêuticos

As propriedades terapêuticas dos chás são conhecidas há milênios por chineses e japoneses. Os ocidentais tomaram contato com as benesses dessa bebida graças aos antigos conquistadores portugueses, que a difundiram pela Europa e suas colônias.

O consumo no Brasil também foi incrementado com a imigração japonesa para o país. Uma das versões mais famosas é o chá verde, que ganhou espaço no noticiário de saúde há menos tempo, com a publicação de estudos científicos que comprovaram o que os orientais já sabiam havia muito tempo: a bebida faz bem à saúde.

O chá verde é um potente anti-inflamatório graças aos polifenóis. Invista no seu consumo em casos de artrite.

Assim como outros vegetais de coloração verde, o chá verde contém polifenóis, antioxidantes que ajudam a controlar quadros inflamatórios. De acordo com a Arthritis Foundation, o destaque da planta é um polifenol conhecido como EGCG (na sigla em inglês), que demonstra ter um poder antioxidante 100 vezes maior que as vitaminas C e E.

GAMA DE NUTRIENTES

O componente possui efeito adjuvante no controle da artrite reumatoide, pois ajuda a reduzir a produção de citocinas pró-inflamatórias e diminui os danos de tecidos envolvidos nesse tipo de artrite.

Além do chá verde, os polifenóis também podem ser encontrados em diferentes tipos de infusões que, incluindo outros nutrientes como vitaminas C, K, ácido fólico e minerais como manganês e potássio, podem auxiliar num melhor funcionamento do sistema imunológico, prevenindo infecções e inflamações articulares.

Cada erva, uma função

ALECRIM: Indicado para combater o estresse físico e mental, depressão, gota e reumatismo. O alecrim ainda facilita a digestão.

CAPIM-CIDREIRA: Considerado uma planta medicinal, possui efeito calmante, analgésico, diurético e controla os gases gastrointestinais.

AMOR-PERFEITO: Tem aroma e sabor leve e ajuda a amenizar inchaços graças ao seu efeito diurético e funcional para o metabolismo.

CAPUCHINHA: Por ter propriedades diuréticas, é indicada para casos de gota ou de retenção de líquidos.

MATRICÁRIA: Ajuda na prevenção das crises de dores articulares e deixa a pele mais saudável.

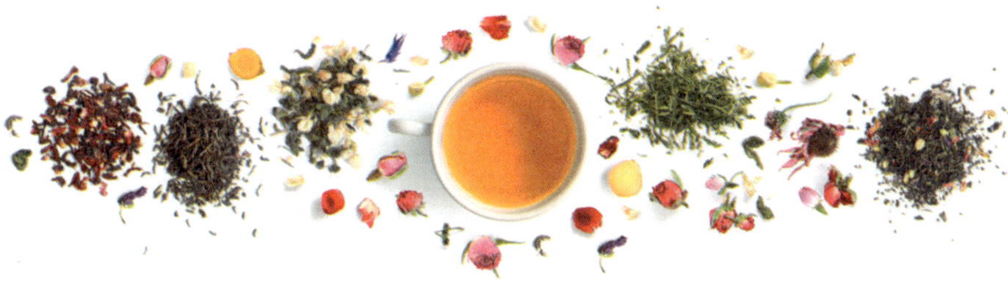

Como preparar o seu chá em 5 passos

1 Encha um infusor com o chá de sua escolha (a medida é uma colher de chá por xícara) e coloque dentro de um bule, de preferência de porcelana — o metal pode alterar o gosto.

2 Esquente água mineral na chaleira, sem deixar ferver. Quando as primeiras bolinhas começarem a subir, desligue. A temperatura deve ficar em torno de 85 °C. O ideal é que, ao tocar a chaleira, sinta que está bem quente, mas sem queimar as mãos. Os chineses dizem que, se não conseguimos tocar uma coisa, ela também não está boa para ser consumida.

3 Jogue a água no bule, sempre em movimentos circulares para permitir a entrada de maior quantidade de oxigênio.

4 Deixe a bebida descansar por 3 a 5 minutos. Para cada tipo de chá há a exigência de espera de tempo diferente.

5 Antes de servir, jogue água quente sobre a xícara para aquecê-la. Assim, é possível manter a temperatura da bebida por mais tempo.

Atum e salmão: peixes para combater as dores

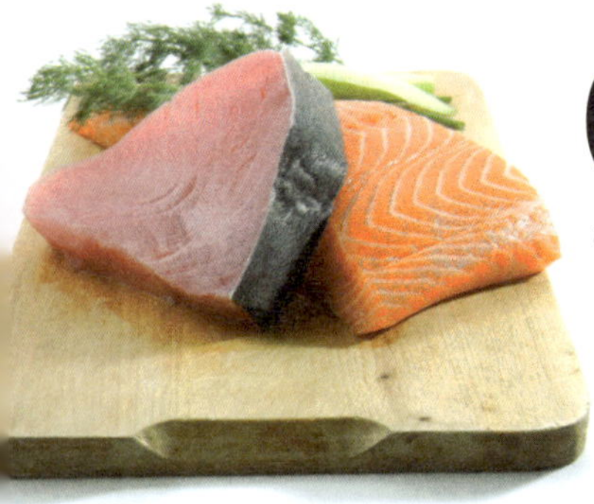

O Brasil é um dos países com maior diversidade de peixes para consumo do mundo, uma vez que seu largo litoral abrange uma rica fauna marinha. Porém, existem dois deles que são essenciais para quem busca evitar as dores com o passar da idade e que são comumente encontrados em mercados e feiras: o atum e o salmão.

O atum é um peixe que vive em águas frias, e pode ser considerado como um dos alimentos com maior quantidade de ômega 3 que existem. Não à toa, a Arthritis Foundation recomenda a ingestão de 120 g de atum (o equivalente a uma posta pequena) ao menos duas vezes por semana. Ele é fonte de um dos nutrientes mais importantes no combate às artrites, pois o ômega 3 inibe a produção de citocinas inflamatórias, reduzindo, inclusive, as dores decorrentes do processo inflamatório.

RICO EM VITAMINAS

Pesquisas mostram que pessoas que comem regularmente peixes ricos nessa gordura "do bem" são menos propensas a desenvolver a artrite reumatoide. E, para quem já tem a doença diagnosticada, o ômega 3 específico dessa fonte alimentar pode ajudar a reduzir o inchaço das articulações e a dor decorrente.

Outra boa notícia é que o nutriente evita o desenvolvimento de condições associadas à inflamação, como o acúmulo de placas que obstruem as artérias e podem levar ao infarto e ao acidente vascular cerebral (AVC).

Com a facilidade de poder encontrar o alimento em lata, nas gôndolas dos supermercados, nao dá para usar a desculpa de que é difícil adquirir esse peixe. E fique sabendo que o atum em lata possui uma maior quantidade de ômega 3 e é fonte de vitamina D, que, além de promover mais saúde para os ossos e as articulações, também aumenta a imunidade.

A truta salmonada é um peixe da mesma família do salmão e com propriedades semelhantes, que tem substituído o peixe por ter um preço mais acessível.

ROSADO E NUTRITIVO

Já o salmão também tem como principal característica o fato de oferecer altos índices de ômega 3. Assim, além de ajudar a reduzir dores e inflamações, ainda evita a formação de coágulos sanguíneos na parede arterial e colabora para o aumento do HDL (o "bom" colesterol) e para a redução do LDL (o "mau" colesterol).

Por ter propriedade anti-inflamatória, é um aliado de peso no combate às dores nas costas e ajuda a reduzir a artrite. Além disso, tem a vantagem de não ser calórico.

Variações de cores

Embora a cor entre o rosa e o alaranjado predomine no salmão, ele também pode ser encontrado em outras variações de cores, que vão do branco até chegar ao vermelho. O pigmento alaranjado do salmão se deve aos carotenoides, como a astaxantina e cantaxantina, presentes na alimentação natural (como nos camarões). Ele também pode ser decorrente de fontes sintéticas, como as utilizadas na produção de rações para os peixes de cativeiro. O processo de "salmonar" é empregado em outras espécies de peixe, como a truta. A tilápia também já passa por testes para um dia ter os mesmos benefícios.

Bom até no espaço

O ômega 3 pode contribuir para a retenção de massa óssea, segundo um estudo patrocinado pela NASA, a agência espacial americana. Por muito tempo, a agência vem buscando formas de minimizar a perda óssea que os astronautas sofrem no espaço, uma vez que, sem gravidade, o cálcio não se fixa com eficiência.

Em uma sequência de experimentos realizados na Estação Espacial, ficou demonstrada que a perda óssea é menor na presença de ômega 3. Resultado semelhante foi obtido na etapa do estudo realizada na Terra, com 16 voluntários que permaneceram deitados, em repouso, durante um período de 60 dias.

LONGE DA ARTRITE

Análises feitas pela Universidade de Harvard, nos EUA, apontam que uma dieta rica em peixes e derivados como o óleo desse tipo de proteína seria capaz de auxiliar no controle da inflamação da artrite reumatoide. Já um estudo publicado no periódico *Arthritis Care & Research* revelou que indivíduos com artrite reumatoide que consomem peixe ao menos duas vezes por semana têm menor incidência de crises do que quem come no máximo uma vez por mês. Outro ponto, segundo os pesquisadores, é que a artrite reumatoide seria menos comum em locais onde o consumo de peixes, como o atum e o salmão, é relativamente maior no dia a dia.

COENZIMA ALIADA

Alguns tipos de peixes, entre eles o salmão, a sardinha e a cavalinha, ainda possuem um elemento importante chamado coenzima Q10. Ele tem importante função química e está presente também em outros alimentos, como o gergelim, o abacate, as nozes e a soja.

Mais conhecida pelos rótulos de cosméticos antissinais, a coenzima Q10 (CoQ10) é mesmo um poderoso antioxidante. No organismo é encontrada nas mitocôndrias, dentro das células, onde é responsável pela produção de energia – sua deficiência gera fadiga e letargia.

Essa enzima melhora a síntese de energia e é um importante antioxidante do cérebro, desintoxicando-o. Por seus atributos, a CoQ10 é uma aliada contra as dores nas costas e joelhos.

OSSOS FORTALECIDOS

Não são apenas as articulações que ficam menos inflamadas e mais fortalecidas com o consumo regular de peixes. A osteoporose, doença que afeta diretamente os ossos, também pode ser prevenida por meio de uma dieta rica em salmão e atum.

Um estudo publicado pelo periódico *Journal of Health Popular Nutrition* apontou que homens que consumiam uma alimentação repleta de peixes ao longo da semana tinham menores índices de osteoporose e fraqueza esquelética do que aqueles que optavam por carnes vermelhas e outros tipos de proteínas de origem animal.

Outra pesquisa feita pelo veículo *Framingham Osteoporosis* evidenciou que a ampla presença de compostos como a vitamina D nesses tipos de peixe também é essencial para uma dieta capaz de prevenir doenças nos ossos humanos.

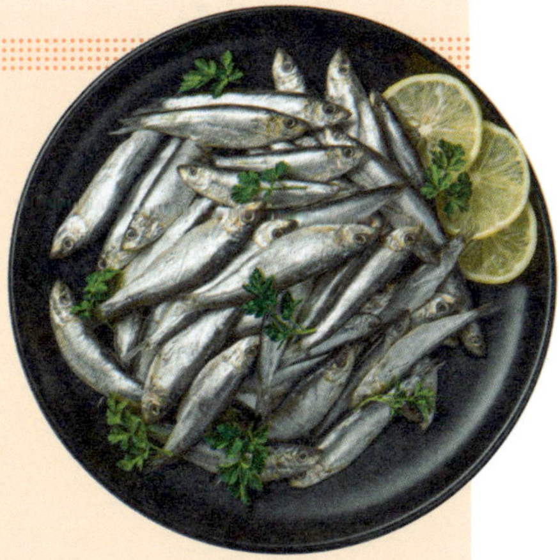

NUTRIENTES DE SOBRA

Peixes como salmão, atum e sardinha também são fontes de cálcio, o que acaba por contribuir para a saúde do aparelho locomotor como um todo e permite uma maior absorção mineral pelos ossos, prevenindo desgastes perigosos.

A carne desses alimentos contém ainda fósforo, outro mineral que ajuda a fortalecer os ossos, e magnésio, que auxilia a evitar determinados tipos de câncer. Contêm ainda ferro e selênio, minerais com efeito antioxidante.

Por fim, são ótimas fontes de proteínas – tão boas quanto a carne vermelha –, que entram na composição de todos os tecidos corporais e na manutenção do organismo. Além disso, melhoram a saciedade com poucas calorias, ajudando a quem quer emagrecer.

É recomendado o consumo de peixes ricos em ômega 3 em pelo menos três refeições semanais.

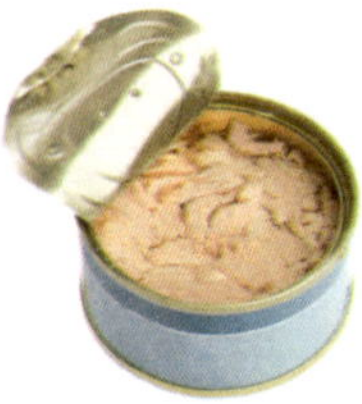

TABELA DE NUTRIENTES

ATUM EM LATA

Calorias	188 kcal
Proteínas	23,6 g
Lipídios	9,8 g
Fibras dietéticas	---
Ferro	1,25 mg
Potássio	284 mg
Cálcio	6,62 mg
Fósforo	214 mg
Magnésio	30 mg
Sódio	367 mg
Zinco	0,6 mg
Vitamina C	---

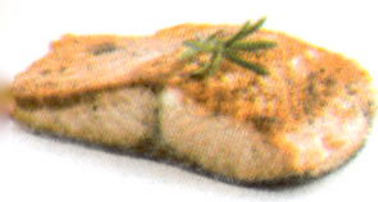

TABELA DE NUTRIENTES

SALMÃO GRELHADO

Calorias	235 kcal
Proteínas	26,1 g
Lipídios	14,5 g
Fibras dietéticas	---
Ferro	0,37 mg
Potássio	517 mg
Cálcio	15,1 mg
Fósforo	352 mg
Magnésio	37,9 mg
Sódio	95,8 mg
Zinco	0,5 mg
Vitamina C	---

*DADOS EM 100G DOS ALIMENTOS IN NATURA DE ACORDO COM A TBCA

Inclua mais peixes na sua dieta

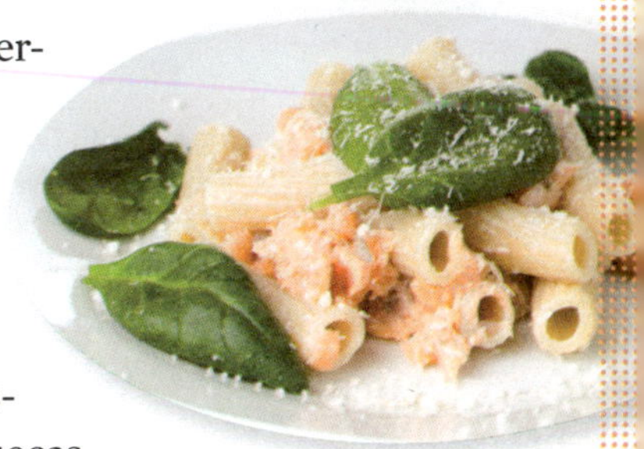

A versatilidade do atum em lata vai, com certeza, auxiliar quem quer seguir uma dieta focada no alívio dos sintomas das artrites, já que é possível fartar-se com patês, sanduíches e tortas recheadas com esse poderoso e prático alimento.

O atum também pode ser misturado a massas e saladas e servir como recheio de panquecas, pizzas e tapiocas. Atente apenas à versão que mais combina com seu paladar, seja em pedaços, ralada ou em postas. A conservação também pode influenciar o sabor, sendo normal encontrar versões de atum com água assim como em óleo.

MEDIDA DE SEGURANÇA

No caso do salmão, é sempre preferível cozinhá-lo, pois a alta temperatura elimina o risco de uma infecção parasitária. Mas nem por isso as tão saborosas receitas japonesas que levam o peixe cru devem ser evitadas.

Segundo orientações da Anvisa, o prato preparado ou que contenha salmão cru ou malcozido deve ser precedido de congelamento em uma temperatura de pelo menos -20°C por um período mínimo de sete dias ou -35°C por um período mínimo de 15 horas, condição suficiente para inativar as larvas de qualquer parasita.

O consumo ideal deve ser uma posta de 150 g a 200 g por refeição, cerca de três vezes por semana. Ele pode ser servido junto ao arroz e feijão, a saladas e massas, ou ser desfiado para virar recheio de patês.

Por ser mais seco que outros similares, pode ser consumido juntamente a um molho de alcaparras, de frutas cítricas como o limão ou de maracujá, mas não exagere na quantidade para não roubar o sabor do peixe.

O atum consegue manter a temperatura do corpo mais quente do que a água do rio em que está, diferentemente de outros peixes.

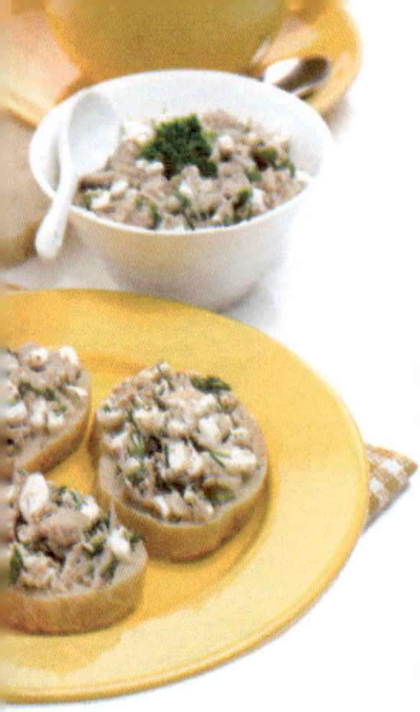

O atum pode ser conservado por dois a três dias em geladeira depois de aberta a lata.

Patê de atum

Rendimento: 4 porções (100 g cada)
Tempo de preparo: 15 minutos

INGREDIENTES

- 1 lata de atum (na água)
- 1 colher (sopa) de cebola em cubinhos
- 1 ovo cozido
- 2 colheres (sopa) de requeijão
- 1 colher (sobremesa) de salsa picada
- 1 colher (sobremesa) de cebolinha picada
- Suco de ½ limão
- Sal a gosto

MODO DE PREPARO

1. Escorra a água do atum. Em uma vasilha, coloque a cebola, a salsa, a cebolinha, o limão e o sal, e misture bem. 2. Deixe marinar por cinco minutos. 3. Junte o atum e o ovo espremido no espremedor de batatas. 4. Por último, junte o requeijão. 5. Sirva com torradas ou como recheio de sanduíche de pão integral.

Bolinhas de atum

Rendimento: 50 bolinhas (20 g cada)
Tempo de preparo: 50 minutos

INGREDIENTES

- 4 xícaras (chá) de batatas cozidas e amassadas
- 1 lata de atum
- ½ colher (sopa) de cebola picada
- 1 colher (sopa) de salsa picada
- 1 colher (café) de noz-moscada
- Sal a gosto
- 3 gemas
- 3 claras em neve

MODO DE PREPARO

1. Em uma vasilha, junte as batatas, o atum, a cebola e os demais temperos, misture e depois amasse bem. 2. Acrescente as gemas e misture. 3. Por último, acrescente as claras em neve e misture delicadamente. 4. Com as mãos, faça bolinhas com essa mistura e frite em azeite quente ou asse em uma assadeira coberta com papel-manteiga em forno médio (180 graus) até ficarem douradas.

Hambúrguer de salmão

Rendimento: 6 porções
Tempo de preparo: 40 minutos

INGREDIENTES

- 2 postas médias de salmão cru
- 4 colheres (sopa) de quinoa em grãos cozida
- 1 colher (sopa) de farinha de trigo integral
- 1 ovo
- 1 colher (sopa) cheia de requeijão
- ½ unidade de cebola crua
- 1 colher (sopa) de cebolinha
- 2 colheres (sopa) de limão (suco para temperar)
- 1 colher (chá) de sal refinado

MODO DE PREPARO

1. Tempere o salmão com sal e cozinhe ao vapor por 20 minutos. 2. Amasse com o garfo o salmão e misture com a cebola e a cebolinha picadas e os demais ingredientes. 3. Divida em seis partes, molde os hambúrgueres e leve-os para grelhar.

Salmão com crosta de quinoa

Rendimento: 4 porções
Tempo de preparo: 45 minutos

INGREDIENTES

- 4 postas médias de salmão
- ½ copo de suco de laranja sem açúcar
- 3 colheres (sopa) de quinoa
- ¼ colher (chá) de pimenta caiena
- 2 dentes de alho pequenos
- 1 colher (chá) de sal

MODO DE PREPARO

1. Tempere as postas de salmão com o sal, o suco de laranja, o alho e a pimenta. Deixe marinar por cerca de 30 minutos na geladeira. 2. Coloque-o em um refratário, cubra com papel-manteiga e leve ao forno médio por 20 minutos. 3. Retire o papel e cubra as postas com a quinoa cozida e leve ao forno por uns 3 minutos, ou até dourar levemente, sem ficar seco. Sirva a seguir.

Azeite de oliva: gotas de alívio

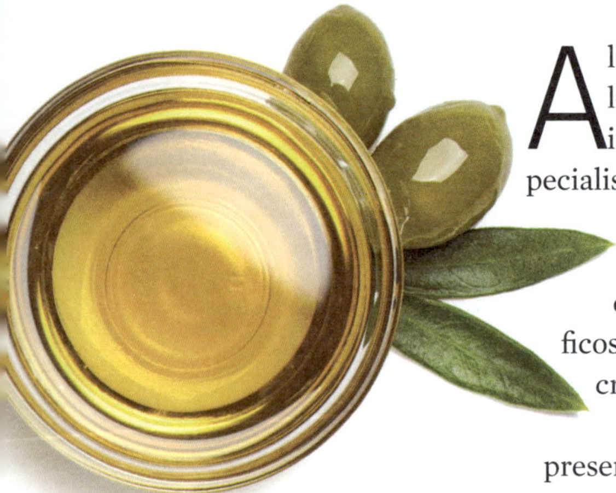

Alimento aromático de uso milenar, o azeite extravirgem é indicado por dez entre dez especialistas em dieta saudável. Além de emprestar seu frescor mediterrâneo à comida de todo dia, é rico em nutrientes benéficos para quem sofre de doenças crônicas em geral.

A gordura monoinsaturada, presente no azeite, ajuda a baixar os níveis de colesterol ruim no sangue (LDL) sem reduzir os de HDL, que é benéfico. Essa qualidade faz do azeite um ótimo aliado contra o risco de infarto ou AVC, já que o consumo regular desse óleo evita a formação de placas nas paredes dos vasos sanguíneos.

DO CORAÇÃO À CIRCULAÇÃO

O ingrediente é considerado uma "gordura boa", por ser predominantemente fonte de monoinsaturados. Mas também merece destaque por sua ação ao inibir a atividade de enzimas envolvidas em processos inflamatórios, como a ciclo-oxigenase 1 (COX-1) e ciclo-oxigenase 2 (COX-2).

Por esses motivos, o óleo é amigo do coração e considerado um importante aliado do sistema vascular por auxiliar no controle da pressão arterial, colaborando para uma boa viscosidade sanguínea.

E, como esse óleo é rico em antioxidantes e vitamina E, ele ainda é capaz de melhorar a circulação e reduzir a inflamação, sendo altamente benéfico, portanto, aos pacientes com problemas de dores no sistema nervoso, por exemplo.

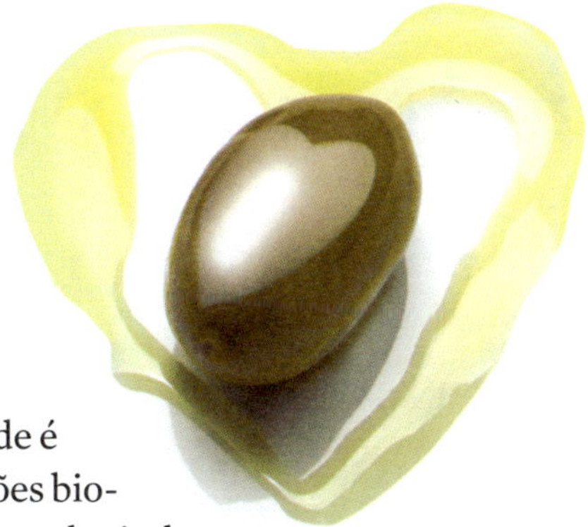

Outro fator importante para a saúde é que o azeite de oliva previne oxidações biológicas, porque é rico em polifenóis, reduzindo a formação de radicais livres, que são muito nocivos ao organismo em geral e responsáveis pelo envelhecimento e aparecimento de doenças degenerativas, como o câncer, entre outras.

ANTI-INFLAMATÓRIO PODEROSO

O líquido ainda é fonte de ômega 3, e sua versão extravirgem possui um antioxidante específico, chamado de oleocanthal, que tem propriedades similares a drogas anti-inflamatórias potentes. É por conta disso que esse óleo é famoso por exercer uma função bioativa similar à droga ibuprofeno, medicação utilizada no trato de inflamações de articulações, mas com a vantagem de não provocar nenhum dos efeitos colaterais típicos do fármaco.

De acordo com um artigo publicado pela *Canadian Society of International Research*, ingerir cerca de 50 g ou o equivalente a três colheres e meia de sopa de azeite de oliva por dia pode oferecer até 9 mg de oleocanthal e, consequentemente, 10% da dosagem de ibuprofeno necessária para o alívio duradouro de dores articulares em pessoas adultas.

Mas vale o alerta de que o alimento não deve substituir orientações médicas, e por isso pode apenas fazer parte de uma dieta convencional. Não vale a pena exagerar na dose diária de consumo para substituir medicamentos contra a dor.

O azeite é responsável por equilibrar os níveis hormonais, sendo assim bastante sugestivo para a saúde da mulher.

Combinação do Mediterrâneo

Se o consumo de peixes ricos em ômega 3 faz a diferença para quem sofre com artrite reumatoide, o benefício é ainda maior para quem costuma regar o atum ou o salmão com azeite de oliva extravirgem. Foi o que comprovou um estudo conduzido por pesquisadores da Universidade de Londrina, no Paraná, publicado na revista científica *Nutrition*. A equipe acompanhou 43 pacientes, que foram divididos em três grupos: o primeiro recebeu óleo de soja, enquanto o segundo, óleo de peixe, e o terceiro, óleo de peixe e azeite. A atividade da doença foi medida no início do estudo e depois de 24 semanas. A conclusão foi que a suplementação com óleo de peixe trouxe alívio para os sintomas, mas quem consumiu também o azeite apresentou uma melhora acentuada.

DE DENTRO PRA FORA

O uso tópico do azeite também pode oferecer benefícios em caso de dores causadas pela artrite reumatoide. Um estudo publicado pelo periódico *Rehabilitation Nursing* avaliou a aplicação do óleo em 60 mulheres iranianas com dores nos joelhos e nos dedos devido a doenças crônicas. Elas foram submetidas a diferentes produtos e medicamentos ao decorrer de 12 semanas, e aquelas que optaram pela aplicação de azeite de oliva junto à massagem relaxante sentiram o menor nível de dor.
Portanto, os estudiosos recomendam a aplicação tópica de azeite de oliva extravirgem para o controle da dor inflamatória das articulações na artrite reumática, contanto que seja como uma terapia complementar e supervisionada por um médico.

FORTALECIMENTO ÓSSEO

O azeite extravirgem também é rico em vitaminas A e E e tem papel fundamental na construção e no fortalecimento ósseo devido aos polifenóis tirosol e hidroxitirosol, presentes em sua composição.
Uma pesquisa postada pelo *International Journal of Food Science and Nutrition* revelou que os fenóis presentes no azeite podem prevenir a perda de massa óssea. Foi demonstrado que eles podem ajudar com a capacidade proliferativa e a maturação dos osteoblastos, que são as células jovens do tecido ósseo, afastando o risco de osteoporose.

ARTROSE SOB CONTROLE

Dados de um extenso estudo feito pelo periódico *Nutrients* revelaram que a azeitona e seus derivados, como o azeite de oliva, possuem atividades anti-inflamatórias, antioxidantes e promovem o aumento da autofagia, sendo adequados para intervenções terapêuticas na osteoartrite (artrose). Segundo os cientistas, os compostos da azeitona podem ajudar a elevar o potencial dos polifenóis ativos no corpo, prevenindo danos e ajudando na reparação da cartilagem que reveste as articulações afetadas pela doença. Uma das principais substâncias benéficas seria o hidroxitirosol, que pode alterar um gene responsável por causar autofagia - nome dado à destruição de células danificadas do corpo.

REDUÇÃO DO ESTRESSE

Outra doença que pode ter sintomas aliviados pelo consumo regular de azeite é a fibromialgia. Essa condição, que pode impor limitações físicas, psicológicas e sociais, costuma ser relacionada com o aumento do estresse oxidativo nas células. De acordo com um estudo feito pelo jornal acadêmico *Biological Research for Nursing*, pequenas doses do óleo durante as refeições podem ajudar. Para chegar a essa conclusão, eles analisaram 23 mulheres com a doença, que consumiram 50 ml de azeite de oliva extravirgem diariamente por três semanas. Elas mostraram melhora na capacidade funcional, no estado psicológico e no controle dos sintomas.

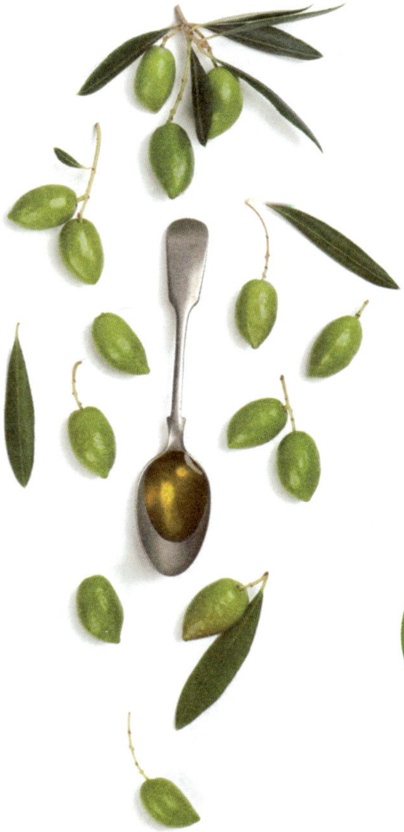

Outros benefícios do azeite de oliva incluem o favorecimento do trânsito intestinal, maior proteção contra perda de memória, aumento da expectativa de vida e fortalecimento da imunidade.

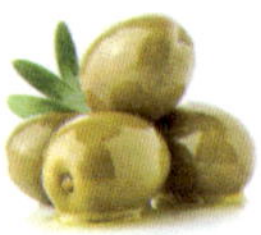

TABELA DE NUTRIENTES

AZEITE DE OLIVA

Calorias	9 kcal
Proteínas	---
Lipídios	1 g
Fibras dietéticas	---
Ferro	0,01 mg
Ácidos graxos saturados	0,15 g
Ácidos graxos monoinsaturados	0,76 g
Ácidos graxos poli-insaturados	0,76 g
Alfatocoferol (vitamina E)	0,18 g

*DADOS EM 1G (UMA COLHER DE CAFÉ RASA) DO ALIMENTO IN NATURA DE ACORDO COM A TBCA.

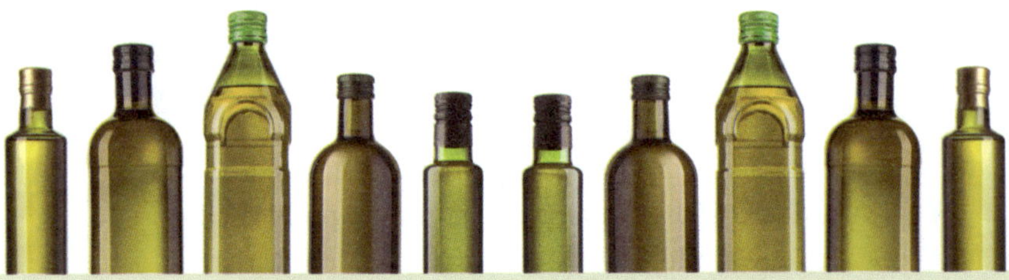

A escolha certa

O azeite de oliva extravirgem é retirado da primeira prensa das azeitonas e, depois de escorrer de uma bica, é coado e separado das impurezas. Esse processo permite a melhor conservação de seus compostos ativos, como os polifenóis, além do ácido oleico.
Sua acidez máxima é de 0,8%, mas os melhores chegam a 0,4%. Já a tonalidade, que pode ir do verde-escuro ao amarelo-ouro, é determinada por fatores como o tipo das olivas utilizadas. Para aproveitar ao máximo os seus benefícios, prefira os azeites em embalagens de vidro de coloração escura, que ajudam a proteger o produto da oxidação e da perda de nutrientes. No supermercado, escolha os vidros que estiverem mais ao fundo da prateleira, pela menor exposição à luz.

Regue seu prato com azeite

A forma mais indicada para consumir esse tipo de óleo é a frio, como nas saladas, pois seu sabor e suas propriedades se modificam em altas temperaturas. E a melhor versão do óleo é o extravirgem, o único tipo não extraído por solventes e obtido por meio da compressão a frio da oliva, o que conserva melhor os compostos ativos, como os polifenóis, além do ácido oleico.

A acidez não deve passar de 0,8% e conta com rigorosos testes sensoriais de qualidade. E, embora tenha muitos benefícios, engana-se quem pensa que o azeite pode ser consumido livremente e em altas doses. Nessas situações, o alimento pode ter efeito reverso no organismo, criando acúmulo de gorduras. O ideal é restringir o seu uso a tempero em pratos e saladas, com a medida de ½ colher (sopa) por refeição.

OUTROS CUIDADOS

Lembre-se de que, ao optar por aquecer o azeite de oliva extravirgem, a temperatura nunca pode ser excessiva, chegando no máximo a 190 °C para manter seus benefícios e propriedades terapêuticas. Se for fazer algum tipo de imersão ou fritura, não esqueça de realizar um pré-preparo para diminuir a umidade de alimentos como batatas e outros tubérculos.

Em relação aos recipientes para preparo, priorize uma frigideira funda ou panela de inox para auxiliar no controle das temperaturas do azeite de oliva. Em contrapartida, panelas de barro, ferro e cobre podem ser ruins para regular a fervura do líquido.

Mesmo com esses cuidados, evite sempre que possível consumir frituras com azeite de oliva, uma vez que seu consumo oxidado pode causar degeneração das células e lesões irreversíveis, acumulando placas nas artérias e gordura nos vasos sanguíneos.

Os estudos apontam que algumas gotas de azeite no dia a dia também têm efeito positivo sobre a depressão e a melhora do humor.

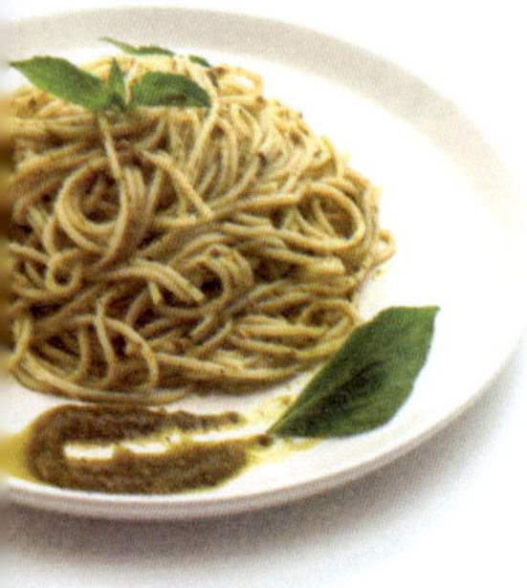

Adicione alho e ervas frescas no frasco de azeite para temperar a salada e os pratos.

Espaguete ao alho e azeite

Rendimento: 3 porções
Tempo de preparo: 30 minutos

INGREDIENTES

- 1 xícara (chá) de espaguete cru
- 4 dentes pequenos de alho
- 1 colher (sopa) de azeite de oliva extravirgem
- 1 colher (sopa) de queijo parmesão ralado
- ½ colher (sopa) de margarina vegetal
- 1 colher (chá) de sal refinado

MODO DE PREPARO

1. Pique o alho. Derreta a margarina e adicione o ingrediente. Mantenha no fogo até o alho começar a dourar. **2.** Cozinhe o espaguete em água e sal até ficar al dente. **3.** Escorra e coloque-o no refogado de alho. **4.** Misture delicadamente e acrescente o azeite e o queijo parmesão. Sirva a seguir.

Azeite com especiarias

Rendimento: 100 porções
Tempo de preparo: 15 minutos

INGREDIENTES

- 500 ml de azeite de oliva extravirgem
- 2 colheres (sopa) cheias de alecrim fresco
- 2 dentes de alho pequenos
- 1 pedaço pequeno de gengibre fresco
- 1 colher (sopa) de pimenta-rosa
- 2 ramos de manjericão fresco

MODO DE PREPARO

1. Corte o gengibre em pedaços, higienize as especiarias e seque bem. **2.** Misture todos os ingredientes, adicione um pouco do azeite e leve ao fogo baixo até amornar, mexendo sempre. **3.** Acrescente o restante do azeite, coloque em uma garrafa de vidro esterilizada e mantenha sob refrigeração.

Molho pesto de rúcula com quinoa

Rendimento: 20 porções
Tempo de preparo: 20 minutos

INGREDIENTES

- 5 colheres (sopa) de farinha de quinoa orgânica
- 5 colheres (sopa) de quinoa vermelha orgânica em flocos
- 1 xícara (chá) de nozes
- 1 maço (apenas as folhas) de rúcula
- ½ xícara (chá) de parmesão
- 2 xícaras (chá) de azeite de oliva

MODO DE PREPARO

1. Separe a quinoa orgânica em flocos e reserve. **2.** Bata todos os outros ingredientes no liquidificador. **3.** Depois de batido, acrescente a quinoa orgânica em flocos e misture à mão. **4.** Esse molho pode acompanhar saladas, carnes e massas.

Tomate-cereja confitado no azeite

Rendimento: 4 porções (75 g cada)
Tempo de preparo: 30 minutos

INGREDIENTES

- 300 g de tomates-cereja lavados e secos
- 2 dentes de alho inteiros
- ½ xícara (chá) de azeite
- 3 sementes de zimbro ou pimenta-da-jamaica
- ½ xícara (chá) de folhas de manjericão
- Sal a gosto

MODO DE PREPARO

1. Em uma assadeira, coloque os tomates-cereja, o azeite, o alho e o zimbro e leve ao forno preaquecido a 180° C por cerca de 20 minutos ou até os tomates murcharem. **2.** Junte o sal, o manjericão e misture levemente. **3.** Deixe esfriar por uma hora. Sirva com peixes e frango assados, fritos ou no vapor, macarrão, risotos, omelete e sanduíches. **4.** O sal deve ser adicionado à receita sempre no fim, para não desidratar o tomate.

Cúrcuma: um tesouro do Oriente

Originária do sudeste da Ásia e da mesma família do gengibre, a cúrcuma é uma raiz que dá origem a um pó que está entre os responsáveis pela coloração amarelada do *curry*, o mais famoso condimento da culinária asiática.

A medicina tradicional indiana indica o ingrediente como antisséptico, antioxidante, antiespasmódico, cicatrizante e para o tratamento de inflamações cutâneas e do tubo digestivo, especialmente. No entanto, assim como outros temperos como a pimenta e o alho, a cúrcuma possui vários tipos de bioflavonoides que ajudam a evitar inflamações no organismo.

Estudos mais recentes têm confirmado a utilidade da cúrcuma até mesmo para as mais diversas doenças, inclusive na prevenção do Alzheimer.

FATOR REATIVO

O ingrediente ativo principal da cúrcuma, também chamada de açafrão-da-terra, é a curcumina, responsável por dar o tom amarelado ao alimento. Ela bloqueia o NF-kB, uma molécula que ativa os agentes da inflamação, muito comum em doenças crônicas. Inclusive, em algumas pesquisas científicas, ela se mostrou mais eficaz no controle dos sintomas das inflamações do que diversas drogas anti-inflamatórias usadas com o mesmo intuito. Isso porque os curcuminoides modulam a produção de substâncias pró-inflamatórias, deixando-as mais limitadas e fazendo com que não aumentem livremente.

Entre suas vantagens estão a proteção do fígado, a ajuda na digestão das proteínas e regulação do metabolismo.

Ou seja, é uma especiaria que deve fazer parte da dieta de quem quer se ver livre de todos os tipos de dores em geral.

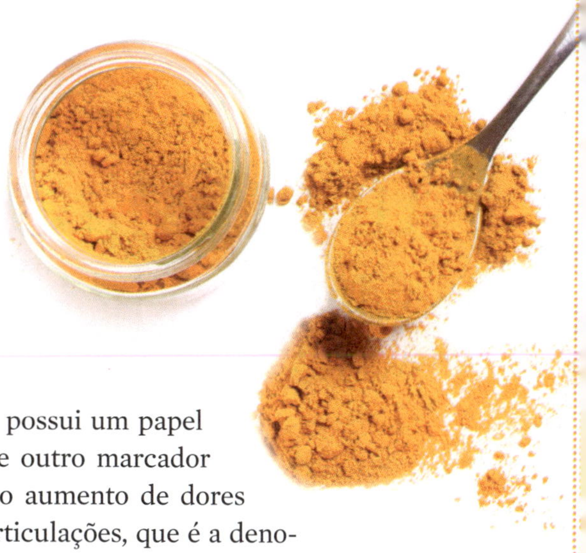

DOSE DE ALEGRIA

Além disso, a curcumina possui um papel de destaque na redução de outro marcador inflamatório relacionado ao aumento de dores importantes nas juntas e articulações, que é a denominada proteína C-reativa.

Os componentes da especiaria indiana ainda têm demonstrado eficácia até para o alívio de sintomas da depressão, um transtorno frequente entre os pacientes que sofrem de dores crônicas. Pesquisadores da Faculdade de Medicina do governo de Bhavnagar, na Índia, compararam os efeitos de 1.000 mg diárias de curcumina e de 20 mg de fluoxetina (o princípio ativo do antidepressivo Prozac) e viram que as duas substâncias têm eficácia similar. Os dados são do periódico *Phytotherapy Research*.

EM CASOS DE ARTROSE

Um estudo publicado no periódico científico *BMC* e replicado pela Universidade de Harvard (EUA) apontou que a curcumina pode ajudar a aliviar a dor causada pela osteoartrite (artrose). Na análise, os pesquisadores inscreveram 139 pessoas com indícios da doença, e seus sintomas eram pelo menos moderadamente graves e necessitavam de tratamento com um anti-inflamatório não esteroide.

Durante um mês, elas foram divididas em dois grupos, nos quais receberam ou uma dose de 50 mg de medicamentos, duas vezes ao dia, ou 500 mg de curcumina, três vezes ao dia, sem que os voluntaários soubessem do que se tratava.

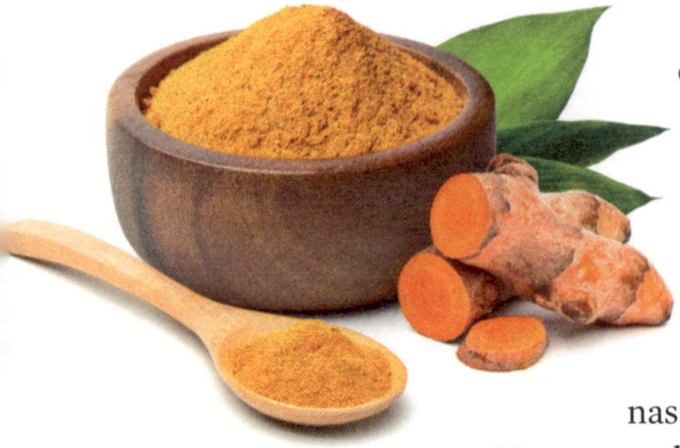

Ambos os tratamentos aliviaram os sintomas da osteoartrite e ajudaram em grau semelhante, sendo que uma taxa de aproximadamente 94% dos que tomaram curcumina e 97% dos que tomaram o medicamento relataram, pelo menos, 50% de melhora nas dores características da doença.

Mas o grande trunfo é que as pessoas tiveram menos efeitos colaterais com o uso da curcumina. Por exemplo, nenhum dos participantes do estudo que tomaram curcumina precisou de tratamento para problemas estomacais, mas 28% daqueles que tomaram o remédio precisaram de cuidados relacionados.

Outro detalhe curioso, mas que carece de mais estudos para se entender a relação, é que aqueles que tomaram curcumina perderam, em média, quase 2% de seu peso corporal em apenas quatro semanas.

ALÍVIO AOS JOELHOS

A curcumina ainda foi objeto de pesquisa para cientistas que publicaram um artigo no jornal *Nutrients*. Segundo eles, as propriedades anti-inflamatórias e os efeitos analgésicos da substância seriam promissores para quem sente dores constantes nos joelhos.

Eles realizaram um estudo controlado e que teve duração de oito semanas para entender tais efeitos. Participaram 101 adultos com problemas de dores crônicas de joelho, que receberam um extrato padronizado de curcumina ou placebo. Além de medir a dor de cada voluntário por escalas científicas, foram feitos testes de caminhada de dois minutos, testes de levantar e andar cronometrados e testes de levantar da cadeira em até 30 segundos.

Por ser anti-inflamatória, ela auxilia em doenças do intestino, como a doença de Crohn e a colite ulcerativa.

Em comparação com o placebo, a curcumina reduziu significativamente a pontuação de dor no joelho e as classificações numéricas de dor nessa região. Ela ainda foi associada a melhorias em quase todos os testes físicos, com exceção apenas do teste da cadeira.

LOMBAR SEM DORES

E não apenas as dores do joelho podem ser evitadas com suplementos de curcumina. Alguns testes, feitos ainda em camundongos, apontam um futuro promissor dos suplementos de cúrcuma para quem convive com dores nas costas também.

Um estudo publicado pelo *European Cells and Materials* sugeriu que a curcumina seria capaz de aliviar a radiculopatia lombar, diminuindo os sintomas causados por neuroinflamações e reduzindo o estresse oxidativo das células da região.

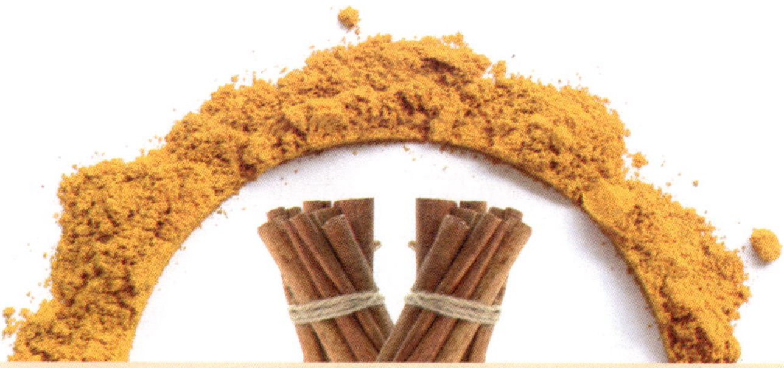

Combinação para regular o colesterol

Ao unir as propriedades benéficas da cúrcuma com as de outra especiaria no seu dia a dia, você verá que é possível até mesmo controlar os níveis de gordura no sangue. Basta misturar uma pitada do açafrão-da-terra com um toque de canela nas suas refeições. Esse combo pode ser bastante útil contra a má digestão, aterosclerose, diminui o colesterol e também atua como antioxidante pela corrente sanguínea. Esse efeito, presente tanto na canela como na cúrcuma, ajuda a eliminar parte da gordura ruim que ingerimos com maior rapidez, e isso contribui para que os níveis de colesterol não se elevem e sejam satisfatórios.

Além disso, a curcumina pode proteger os neurônios da produção excessiva de reagentes de oxigênio, uma das principais causas de dores inflamatórias. Mas são necessárias mais análises clínicas feitas em voluntários humanos para saber se o efeito pode ser notado nesse âmbito da medicina. Por ora, esse uso é apenas uma suposição.

PREVENÇÃO DA OSTEOPOROSE

Os efeitos benéficos da cúrcuma não se estendem somente às inflamações articulares. Ela também tem se mostrado eficaz no tratamento e prevenção da perda de massa óssea, comum em pacientes com diagnóstico de osteoporose ou que tenham tido lesões na medula espinhal.

Uma pesquisa divulgada pelo veículo *Neurosurgery World* avaliou os efeitos antiosteoporóticos da curcumina a partir dos parâmetros de densitometria óssea, que é justamente o exame recomendado para checar a saúde dos ossos do corpo. O ensaio clínico controlado foi realizado em 100 pacientes com lesões na medula espinhal causadas pela osteoporose. O grupo de intervenção recebeu 110 mg diários de curcumina durante um período de seis meses.

A densidade mineral óssea foi medida em todos os pacientes. Como resultado, a perda de massa dos ossos nas regiões do colo, quadril e costas foi menor após o uso do suplemento de curcumina controlado.

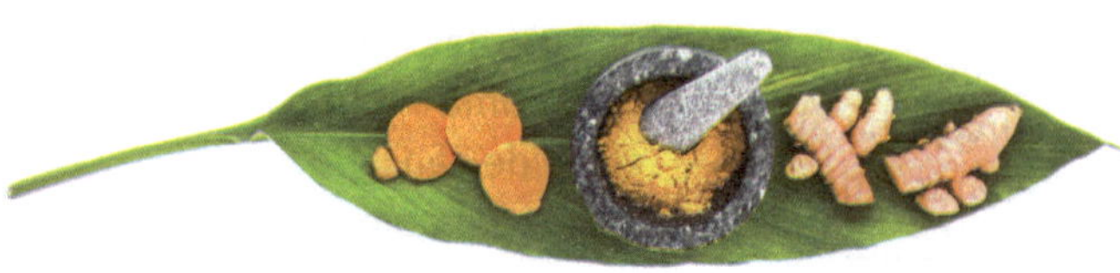

Nem todo mundo pode

Apesar de a cúrcuma ser rica em benefícios para a saúde e ajudar no alívio de dores causadas pela artrite e pela osteoporose, ela nem sempre pode ser consumida por todos, especialmente de forma excessiva.
Fazem parte da lista de pessoas que precisam atentar ao consumo as gestantes, além de indivíduos com cálculos biliares, gastrites, úlceras ou com problemas de anticoagulantes.

MÚSCULOS FORTES

Para quem sofre com as dores da fibromialgia, os músculos desgastados podem ser um problema para a locomoção do dia a dia. Mas um estudo publicado pelo *Journal of Sports, Science and Medicine* revelou que a cúrcuma pode ser uma aliada valiosa na recuperação dessa fadiga. Quando combinada à piperina (substância da pimenta), a curcumina atua de forma a reparar o dano muscular induzido por doenças crônicas.

CONTRA O CÂNCER

Um estudo do Centro de Pesquisa do Câncer de Cork, na Irlanda, comprovou que a curcumina, presente na cúrcuma, também poderia eliminar células cancerígenas. Publicada no *British Journal of Cancer*, a pesquisa mostrou que o condimento foi capaz de destruir as células do câncer de garganta, a princípio.
Outras pesquisas também têm relacionado o potencial da curcumina para tratar a doença de Alzheimer e a fibrose cística, além de outros tipos de câncer.
No M.D. Anderson Cancer Center, nos Estados Unidos, a curcumina inibiu proteínas associadas ao desenvolvimento de câncer colorretal, de pele, de mama e de próstata.
No Brasil, um estudo realizado na Universidade Federal de Goiás (UFG) mostrou que cerca de 90% das células de melanoma - o tipo mais grave de câncer de pele - morreram ao receber altas concentrações da substância.

A cúrcuma pode ajudar no aumento da produção de probióticos na flora intestinal por meio da suplementação da curcumina.

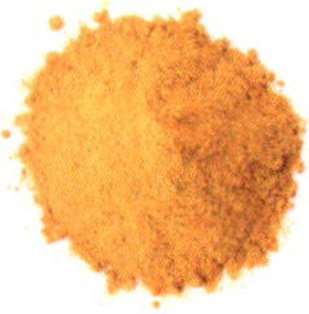

TABELA DE NUTRIENTES

CÚRCUMA

Calorias	29 kcal
Proteínas	0,9 g
Lipídios	0,3 g
Fibras dietéticas	2,27 g
Ferro	5,5 mg
Potássio	208 mg
Cálcio	16,8 mg
Fósforo	29,9 mg
Magnésio	20,8 mg
Sódio	2,7 mg
Zinco	0,4 mg
Vitamina C	0,07 mg

*DADOS EM 10G DO ALIMENTO IN NATURA DE ACORDO COM A TBCA (EQUIVALENTE A CERCA DE UMA COLHER DE SOPA)

Adicione mais cúrcuma nas suas refeições principais

No Oriente, a cúrcuma é usada como remédio caseiro para inchaços e machucados, podendo ser aplicada até mesmo em forma de pomadas, cremes hidratantes, bálsamos e géis para uso tópico contra as dores.

Mas ela também é bastante conhecida por ser uma especiaria, sendo a base de temperos asiáticos como o tradicional *curry* apimentado e também o *garam masala*, uma famosa mistura de temperos orientais para explorar na cozinha do dia a dia.

Outros usos dela como especiaria estão na fabricação de bebidas, mostardas, geleias, conservas e azeites, dando um toque apimentado e termogênico.

FRESCOR DIÁRIO

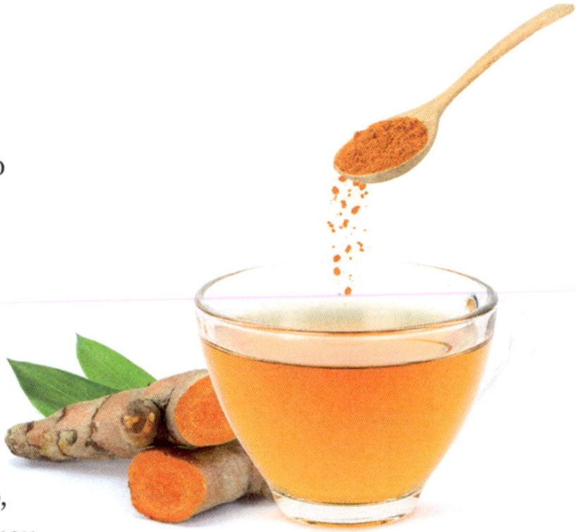

O tempero pode ser usado em sua forma fresca ou seca, sendo que para utilizar a cúrcuma pura é preciso regular a quantidade na receita. Seu uso no chá também é bem-vindo, em que é possível adicionar o pó para fazer uma infusão. Para isso, adicione 1 colher (café) de cúrcuma a 150 ml de água fervente e deixe repousar por 10 minutos antes de tomar.

Em arroz ou em risotos, mesmo uma pontinha de colher (chá) na água do cozimento do arroz já dará uma cor ao prato sem alterar tanto o sabor. Em sopas, o açafrão-da-terra fresco pode ser cortado em rodelinhas ou batido no mixer para fazer caldos e cremes.

PÓ, RAIZ OU SUPLEMENTO

Além de seu uso como condimento, a cúrcuma possui mais de 150 substâncias depurativas e antioxidantes, podendo ser consumida em forma de rizoma em pratos tradicionais do dia a dia como arroz, feijão, batatas, frango, sopas, caldos e saladas.

Seja em pó ou em raiz, seu consumo diário máximo deve ser de ½ colher (sopa) por dia, para não ativar em demasia seus efeitos termogênicos internamente no organismo humano.

Algumas publicações médicas sugerem, em vez do uso da especiaria *in natura*, a procura pelo extrato íntegro de curcumina para que se obtenham melhores resultados terapêuticos. Mas, como no Brasil o suplemento não é tão fácil de ser encontrado, além de ser caro, não há problema em utilizar uma colher (café) ao dia do pó de cúrcuma nas receitas.

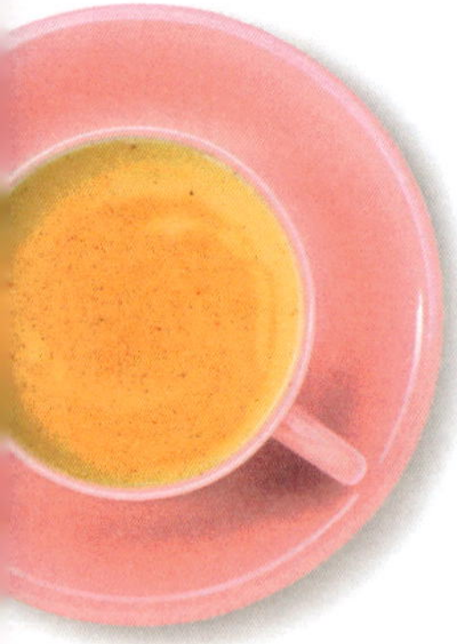

Acrescente a cúrcuma no fim do preparo para não perder suas propriedades.

Leite dourado

Rendimento: 1 porção
Tempo de preparo: 30 minutos

INGREDIENTES

- 1 xícara (chá) de leite vegetal (arroz, amêndoas ou coco)
- 1 colher (café) de óleo de coco
- 1 colher (chá) de mel
- 1 colher (chá) de pasta de cúrcuma - misture ¼ xícara (chá) de cúrcuma em pó + ½ colher (chá) de pimenta-do-reino moída + ½ xícara (chá) de água filtrada

MODO DE PREPARO

1. Aqueça no fogão, sem ferver, os ingredientes (exceto o mel) mexendo sempre, até conseguir uma mistura bem homogênea. 2. Retire do fogo, acrescente o mel e tome ainda quente.

Sopa cremosa

Rendimento: 6 porções
Tempo de preparo: 40 minutos

INGREDIENTES

- 1 colher (sobremesa) de óleo de coco
- 1 cebola picada
- 1 colher (sopa) de cúrcuma em pó
- 2 cenouras picadas
- ½ kg de abóbora picada em cubos
- 4 xícaras (chá) de caldo de legumes
- 2 xícaras (chá) de água, ou conforme o necessário
- Sal e salsinha a gosto

MODO DE PREPARO

1. Aqueça o óleo de coco e refogue a cebola. 2. Adicione as cenouras e a abóbora picadas, misturando bem os ingredientes, e despeje o caldo de legumes. 3. Cozinhe por 25 minutos até que os legumes estejam macios. 4. Leve a sopa para o liquidificador e bata até obter um purê homogêneo. 5. Leve a mistura de volta à panela e acrescente água até chegar à consistência desejada. 6. Acrescente a cúrcuma por último e sirva.

Maçã com cúrcuma

Rendimento: 6 porções
Tempo de preparo: 15 minutos

INGREDIENTES

- 2 colheres (sopa) de manteiga ghee
- 1 colher (sopa) de cúrcuma
- 1 colher (chá) de grãos de mostarda
- 4 maçãs verdes sem casca em cubos
- Suco de ½ limão
- 2 xícaras (chá) de caldo de legumes
- Sal a gosto
- 1 colher (sopa) de mel

MODO DE PREPARO

1. Em uma panela, coloque a manteiga ghee, a cúrcuma e a mostarda. Leve ao fogo médio e deixe dourar. Acrescente as maçãs e abaixe o fogo. 2. Junte o limão e misture bem. Vá adicionando o caldo aos poucos. Deixe cozinhar por 20 minutos. 3. Aumente o fogo e cozinhe por mais 20 minutos. Retire do fogo, deixe esfriar e junte o mel e o sal. Misture. Pode ser servida individualmente ou como acompanhamento de carnes de porco.

Molho de mostarda com cúrcuma

Rendimento: 4 porções
Tempo de preparo: 20 minutos

INGREDIENTES

- 1 colher (sobremesa) cheia de mostarda
- 1 colher (sopa) de azeite de oliva extravirgem
- 2 colheres (sopa) de suco de limão (para temperar)
- 1 colher (café) de cúrcuma
- 1 dente pequeno de alho
- 1 colher (chá) de sal refinado

MODO DE PREPARO

1. Coloque, no liquidificador, a mostarda, o suco de limão, o alho e a cúrcuma e misture bem. 2. Acrescente o azeite e o sal e bata até obter uma mistura homogênea.

Frutas vermelhas: ricas em antioxidantes

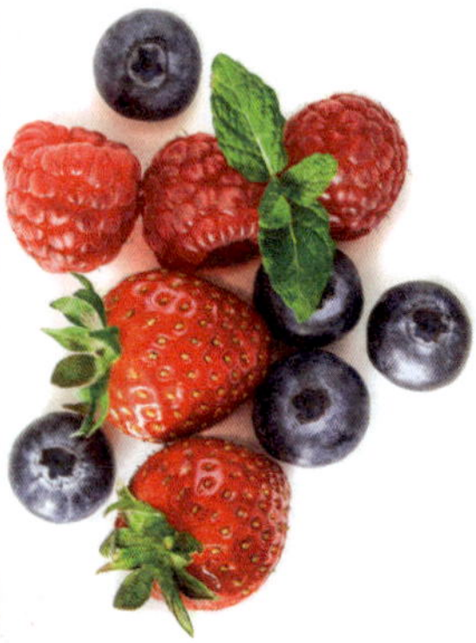

Famosas pelo sabor adocicado e ao mesmo tempo azedo, as frutas vermelhas, também chamadas de berries, são conhecidas de longa data dos cientistas. Isso porque são benéficas à saúde, especialmente no que diz respeito à memória e funções cognitivas.

Mas esses não são os únicos prós dessas delícias, há uma gama de benefícios que os morangos, uvas, amoras, framboesas, mirtilos, jabuticabas e tantas outras frutinhas são capazes de nos oferecer. Na lista, é possível citar desde a melhora da saúde muscular até a óssea, passando pela circulação sanguínea e pelo sistema imunológico. Porém, cada fruta tem suas próprias peculiaridades, que somadas são ideais para lidar com os diferentes tipos de dores no corpo.

SABOROSAS E FUNCIONAIS

A fruta símbolo da paixão não deve faltar na mesa de quem sofre de doenças inflamatórias. E o motivo principal é a presença de antocianina em sua composição, uma substância antioxidante responsável pela cor avermelhada e que está presente também no mirtilo, na cereja e na amora. Consideradas como um tipo de composto bioativo, as antocianinas, além de estarem relacionadas a uma capacidade antioxidante, têm relação positiva na redução de marcadores da inflamação. Ou seja, ajudam a diminuir o processo inflamatório.

Além disso, esse pequeno fruto contém quantidade de vitamina C suficiente para diminuir o risco de gota e doenças cardiovasculares, graças às suas propriedades anti-inflamatórias e antioxidantes.

CONTRA DANOS NAS CARTILAGENS

Outro benefício do morango é a presença de um componente importante que está, de forma geral, em todas as frutas vermelhas: o ácido elágico. Ele tem um efeito antioxidante e uma ação redutora dos danos à cartilagem, pois contribui para uma menor taxa de degradação de colágeno. As fibras de colágeno, por sua vez, são cruciais para fortalecer as estruturas ósseas e a cartilagem de tendões, atenuando, assim, o atrito entre os ossos, que pode resultar em osteoartrite (artrose) nos quadris, mãos, ombros e joelhos, por exemplo.

Outra vantagem é a presença de ácido fólico, que ajuda a controlar a pressão arterial, previne AVC e infartos e é eficiente no tratamento da anemia. Essa vitamina pode ter seu estoque em nosso corpo comprometido por medicações usadas no combate à artrite.

BENEFÍCIO INTEGRAL

Muito nutritiva, outra fruta importante para o alívio das dores é a uva, que é capaz de trazer benefícios desde a semente até a casca. Entre as substâncias que ela tem e que fazem bem à saúde estão os flavonoides, as catequinas, os carotenos e o resveratrol.

Além da ação anti-inflamatória, a uva age como antioxidante, prevenindo diversas doenças, e é cardioprotetora, pois favorece a circulação sanguínea. Um estudo organizado pelo Instituto do Coração (Incor) da Universidade de São Paulo (USP) mostrou que o suco de uva pode proteger contra doenças coronárias.

A casca e as sementes da matéria-prima do vinho devem ser sempre consumidas, pois é nelas que está grande parte das substâncias ativas benéficas à saúde. E é a casca que sinaliza a melhor variedade. Afinal, quanto mais escuras forem as uvas, maior é a quantidade de flavonoides, uma substância que, entre outros benefícios, evita o entupimento das artérias.

Componentes presentes no morango ajudam a evitar os danos à cartilagem ao reduzir a degradação de colágeno dentro das articulações.

TABELA DE NUTRIENTES

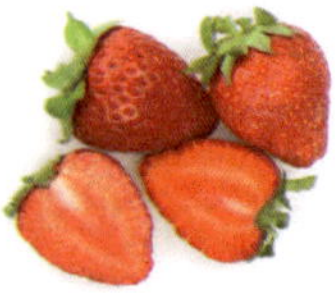

MORANGO

Calorias	30 kcal
Proteínas	0,82 g
Lipídios	0,4 g
Fibras dietéticas	1,67 g
Ferro	0,28 mg
Potássio	102 mg
Cálcio	15,4 mg
Fósforo	28,8 mg
Magnésio	11 mg
Sódio	11 mg
Zinco	0,09 mg
Vitamina C	69,8 mg

*VALOR EM 100G DO ALIMENTO CRU / FONTE: TABELA TBCA

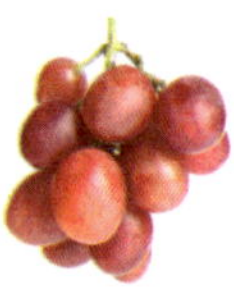

UVA VERMELHA

Calorias	57 kcal
Proteínas	0,77 g
Lipídios	0,19 g
Fibras dietéticas	0,92 g
Ferro	0,14 mg
Potássio	161 mg
Cálcio	6,66 mg
Fósforo	12,1 mg
Magnésio	4,98 mg
Sódio	---
Zinco	---
Vitamina C	3,29 mg

*DADOS EM 100G DO ALIMENTO IN NATURA DE ACORDO COM A TBCA

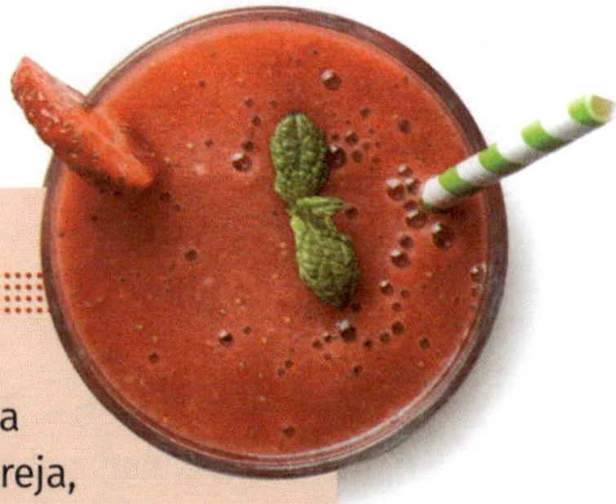

Suco em destaque

Não é só comendo a uva que se usufrui de seus benefícios. O suco da fruta também é bastante recomendado para prevenir problemas de saúde e aumentar a longevidade. A bebida vem conquistando cada vez mais o gosto do brasileiro. Portanto, se não encontrar cachos de uva com facilidade, procure consumi--la por meio dos sucos integrais, que são feitos com 100% da fruta, sem adição de água, açúcar ou conservantes. E, se possível, dê preferência aos orgânicos!

FORÇA NOS JOELHOS

Pesquisadores da Universidade da Pensilvânia, nos Estados Unidos, descobriram que a ingestão frequente de alimentos ricos em antocianina promove uma melhora na dor e na movimentação de pacientes com osteoartrite (artrose) no joelho. Os resultados, publicados na revista especializada *Osteoarthritis and Cartilage*, foram obtidos a partir do acompanhamento de 58 pacientes voluntários. Metade consumiu duas garrafas ao dia de suco de cereja, enquanto a outra parte recebeu placebo. O alívio foi significativamente maior para o primeiro grupo. Como no Brasil é difícil e caro adquirir cerejas, a recomendação é investir no morango e na amora, que são cheios de antocianina.

CONTRA A ARTRITE

Algumas frutas, como as berries e as romãs, são fontes ricas em uma variedade de compostos bioativos, especialmente os flavonoides e os polifenóis, que têm sido associados a efeitos anti-inflamatórios e analgésicos no organismo. E uma pesquisa feita pelo jornal *Food Functional* apontou que há um papel protetor das frutas vermelhas na artrite reumatoide e na osteoartrite. Segundo os estudiosos, frutas como mirtilos, framboesas, morangos e romãs mostraram resultados promissores na redução da dor e da inflamação.

Morangos são as únicas frutas com sementes do lado de fora.

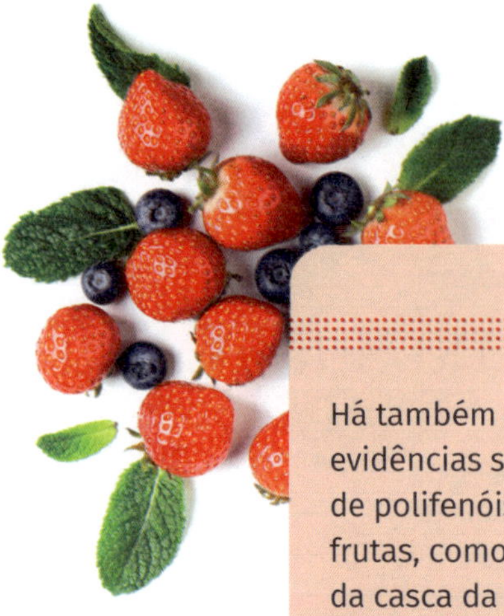

Há também algumas evidências sobre o papel de polifenóis específicos de frutas, como a quercetina da casca da maçã e os flavonoides cítricos, no alívio dos sintomas da artrite, mas mais estudos são necessários para entender essa relação.

OSSOS FORTES

Outro ponto a favor do consumo de frutas vermelhas na dieta é a melhora da saúde dos ossos. Uma pesquisa feita pelo periódico *Antioxidants* revelou que os polifenóis presentes nesses alimentos podem ter um papel importante para a prevenção da osteoporose.
O principal motivo está no fato de que a perda óssea, que é um dos principais indicativos da doença, está relacionada com a desregulação na atividade dos osteoblastos, que são as células dos ossos.
Uma vez que um indivíduo consome as berries, como morango e framboesa, a tendência é que os polifenóis exerçam uma função antioxidante, que, por sua vez, ajuda a diminuir o desequilíbrio celular e evita a perda óssea decorrente da idade.

TRATAMENTO DA FIBROMIALGIA

Em relação à fibromialgia muscular, um estudo feito pela Universidade da Flórida, nos EUA, mostrou que uma dieta rica em polifenóis provenientes das frutas vermelhas pode ser importante para uma boa recuperação dos órgãos. Isso porque pessoas que relatam fadiga muscular excessiva e sintomas da fibromialgia possuem, segundo análises laboratoriais, uma deficiência de nutrientes, especificamente em antioxidantes, o que faz com que os radicais livres e substâncias tóxicas ataquem os tecidos. De acordo com os cientistas, a inclusão de frutas como o mirtilo e o morango pode ajudar na recuperação. Outros alimentos benéficos são a couve e as frutas cítricas, como a laranja.

Coloque mais berries na sua rotina

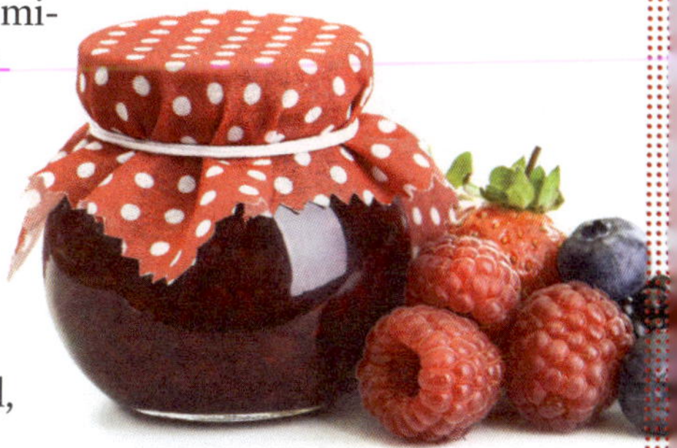

As frutas vermelhas podem ser consumidas diariamente. A recomendação nutricional é, por exemplo, de um cacho de uva pequeno por dia. Mas, se houver muita dificuldade em determinados meses e locais em se encontrar a fruta *in natura*, deve-se tomar diariamente 1 copo (250 ml) de suco de uva integral, sem adição de água ou açúcar.

Já no caso da ingestão do morango, a recomendação é comer cerca de 16 por semana (aproximadamente 200 g) para quem busca reduzir a presença da proteína C-reativa, uma substância que, se detectada no sangue, indica a existência de um processo inflamatório atuante nas articulações e no coração, de acordo com estudos científicos.

As demais berries podem seguir quantidades similares de consumo, o equivalente a um punhado em uma das refeições do dia de sua preferência.

USOS VARIADOS

Todas as berries podem ser consumidas *in natura*, em compotas, geleias, sucos, vitaminas e smoothies. Para durarem mais tempo, elas também podem ser congeladas e aproveitadas em sorvetes e picolés.

Experimente ainda incluir as frutas em sobremesas como bolos, tortas, muffins e biscoitos, em preparos de panificação como pães artesanais, além de combinarem com pratos salgados como saladas, molhos e reduções. Se preferir, misture-as com outros alimentos como iogurtes, bebidas vegetais e leite pela manhã, ou com granola de cereais e aveia para o lanche da tarde ficar mais nutritivo e leve.

O consumo de mirtilo no Brasil cresce 25% a cada ano, segundo produtores nacionais.

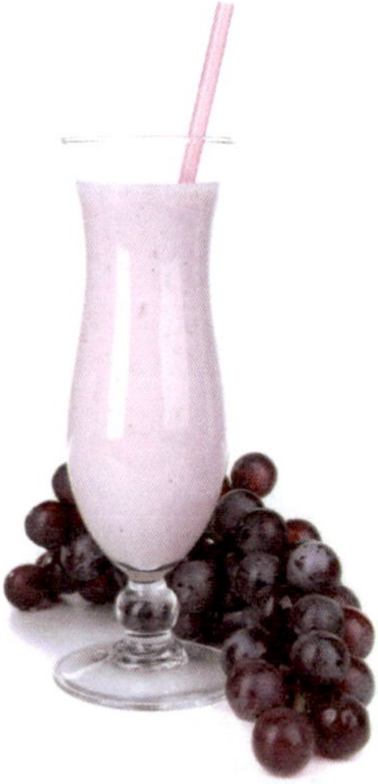

A uva escura ajuda a aumentar o bom colesterol (HDL) e a verde tem poder antiviral.

Suco de uva nutritivo

Rendimento: 2 porções
Tempo de preparo: 5 minutos

INGREDIENTES

- ½ copo (200 ml) de suco de uva integral
- ½ maçã vermelha grande
- 1 unidade de castanha-do-pará
- 1 colher (sopa) de chia
- 200 ml de água de coco

MODO DE PREPARO

1. Higienize os ingredientes adequadamente. **2.** Adicione-os ao liquidificador e bata bem. **3.** Coloque gelo e adoçante a gosto. Sirva a seguir.

Molho vinagrete de morango

Rendimento: 1 porção de 250 g
Tempo de preparo: 30 minutos

INGREDIENTES

- 1 cebola roxa em cubinhos
- ½ pimentão verde em cubinhos
- ½ xícara (chá) de azeite extravirgem
- Suco de ½ limão
- ½ xícara (chá) de água
- 1 colher (sopa) de salsa picada
- 1 colher (sopa) de cebolinha picada
- 1 xícara (chá) de morango em cubinhos
- Sal a gosto
- 1 colher (chá) de orégano

MODO DE PREPARO

1. Em uma vasilha, coloque a cebola, o pimentão, a salsa, a cebolinha, o orégano, o sal e misture bem. **2.** Acrescente o azeite e o suco de limão e misture novamente. **3.** Junte o morango, mexendo delicadamente. **4.** E, por último, a água. Deixe descansar por 20 minutos antes de servir com alimentos grelhados ou churrasqueados (carnes, legumes).

Creme de uvas

Rendimento: 4 porções
Tempo de preparo: 20 minutos

INGREDIENTES

- 200 ml de iogurte natural desnatado
- 6 uvas Itália
- 50 ml de suco de uva integral
- 3 colheres (sopa) cheias de leite em pó desnatado
- 1 colher (sopa) de adoçante em pó para culinária (Sucralose)

MODO DE PREPARO

1. Higienize as uvas. Pique-as ao meio, retire as sementes e reserve. **2.** Misture o iogurte com o leite em pó e o adoçante, delicadamente, com o auxílio de uma colher. **3.** Acrescente o suco e misture devagar. **4.** Coloque as uvas e leve ao freezer por 5 minutos. Sirva a seguir.

Salada de almeirão e morangos

Rendimento: 4 porções
Tempo de preparo: 20 minutos

INGREDIENTES

- 200 g de almeirão
- 200 g de alface
- 200 g de morangos limpos e partidos ao meio
- Suco de ½ limão
- 1 colher (sopa) de mel
- 1 colher (chá) de mostarda
- ½ colher (chá) de pimenta--verde em conserva
- 2 colheres (sopa) de azeite extravirgem

MODO DE PREPARO

1. Lave e separe as folhas de almeirão. Lave, seque e corte em tiras finas a alface. Junte as folhas e os morangos numa travessa. **2.** Misture num pote o suco de limão, o mel e a mostarda. Esmague metade da pimenta-verde e adicione-a a esse molho. **3.** Acrescente o azeite e misture bem. Polvilhe a salada com o restante da pimenta-verde e espalhe o molho por cima.

Gengibre: adstringente e anti-inflamatório

Conhecido pelos brasileiros como uma especiaria útil para o preparo de chás e para temperar pratos da culinária oriental, o gengibre tem origem em três locais diferentes do continente asiático: China, Indonésia e Índia. Mas ele se popularizou mesmo ao redor do mundo a partir da época das Cruzadas, quando foi parar na Europa e logo agradou os paladares mais exigentes. A chegada ao Brasil, no entanto, só aconteceu graças à vinda dos portugueses durante o século XVI. Na região Norte do país, o gengibre também é conhecido por outro nome: mangarataia.

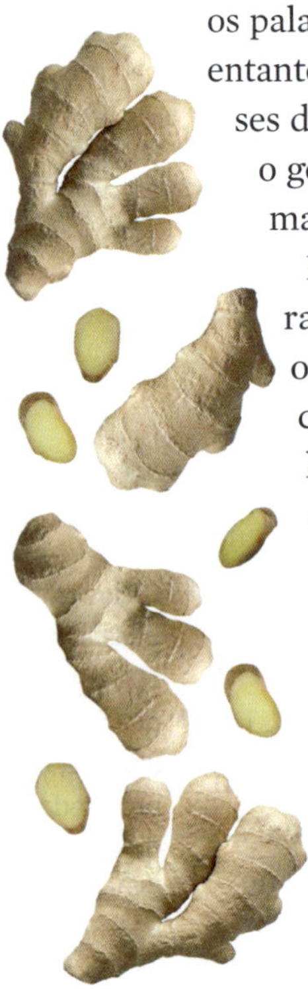

Responsável por atuar no aumento da temperatura corporal, o rizoma é famoso por acelerar o metabolismo, diminuindo as gorduras para o corpo funcionar. Não à toa, ele faz parte do seleto grupo de alimentos termogênicos, ao lado de outras especiarias como pimenta e canela.

COMBATENTE NATURAL

O grande trunfo por trás dos nutrientes do gengibre é que ele tem uma potente ação anti-inflamatória, o que favorece a perda de peso, ajudando a diminuir a inflamação do tecido de gordura. Seu efeito duradouro depende da proporção entre o consumo desse ingrediente e o restante da alimentação ou da própria escolha pelos alimentos em si na hora de fazer as refeições.

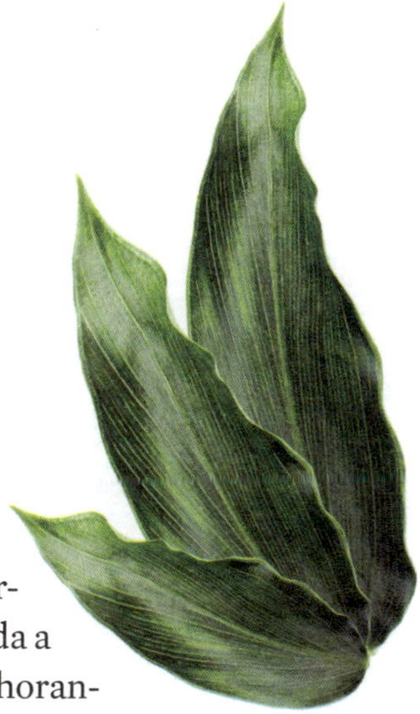

Em relação às doenças articulares, muitos médicos e nutricionistas afirmam que ele pode ser considerado um ótimo adjuvante no tratamento da osteoartrite e da artrite reumatoide. Isso porque, ao ser consumido regularmente, ajuda a reduzir incômodos nas articulações, melhorando até mesmo a mobilidade dos pacientes que sofrem com dores nos joelhos e no quadril, por exemplo. Essa capacidade de ação é atribuída aos seus componentes antioxidantes, como o potente gingerol, que inibe as substâncias causadoras das inflamações que afetam diretamente as articulações.

Um estudo conduzido pela Universidade de Miami (EUA) concluiu que o extrato de gengibre reduz a dor e o inchaço em cerca de 40%, comparado ao placebo que foi dado aos participantes da pesquisa. Outra fonte de alívio para a inflamação articular do rizoma é a vitamina C, por conta de suas propriedades antioxidantes e anti-inflamatórias.

LIVRE DE BACTÉRIAS

A planta oferece ainda múltiplos benefícios terapêuticos para o organismo: tem comprovada ação bactericida, é desintoxicante e ainda melhora o desempenho dos sistemas digestivo, respiratório e circulatório como um todo. O gengibre tem também função anti-inflamatória, anti-histamínica e antioxidante, além de melhorar as náuseas.

Entre os valores nutricionais da raiz estão contabilizados a vitamina B6 e minerais importantes como o potássio, o magnésio e o cobre. Além disso, sua ação desintoxicante e vasoconstritora é bem evidente nesse alimento que tem ganhado o prato do brasileiro.

O alimento possui mais de 400 substâncias que fazem bem à saúde, com propriedades digestivas, expectorantes e afrodisíacas.

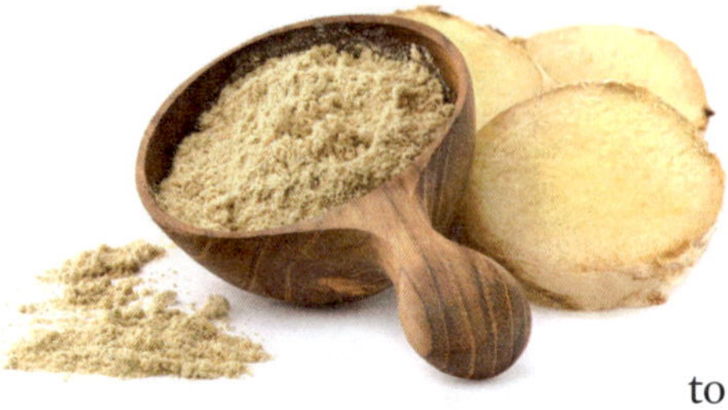

TREINO DIÁRIO

Para quem pratica atividade física, sobretudo atletas, a ingestão do gengibre é ainda mais importante, pois tem o efeito de reduzir a dor muscular. Consequentemente, é um atalho para quem quer se ver livre das dores nas costas.

Segundo um estudo publicado no *The Journal of Pain*, os compostos anti-inflamatórios e óleos voláteis do alimento têm efeitos analgésicos para as dores musculares. Os cientistas concluíram isso depois de colocarem 74 adultos para fazer exercícios que causariam esses incômodos. Durante 11 dias, eles comeram diariamente 2 g de gengibre ou placebo. Ao final do período de testes, os grupos que consumiram o alimento em si mostraram redução de 25% nas dores, passadas 24 horas dos exercícios. O estudo revelou também que consumi-lo antes de se exercitar não traz impacto sobre a dor muscular. Os efeitos surgem um ou dois dias após a prática das atividades físicas.

DESCONFORTOS SOB CONTROLE

Sua reputação de longa data faz com que o gengibre também seja usado para reduzir o inchaço e a inflamação localizada, principalmente por conter um potente composto anti-inflamatório.

As propriedades terapêuticas são resultado da ação de várias substâncias. Além do gingerol, é notável ainda a ação de outro componente, chamado de canfeno, que é bactericida e anti-inflamatório.

Além de combater as dores nas costas, ele também tem sido apontado em pesquisas como aliado para tratar outros tipos de dores e desconfortos. As cólicas menstruais estão entre eles. Seu efeito analgésico pode ainda combater e prevenir as cãibras.

Sem desgastes

Um estudo clínico realizado pelo periódico científico *Inflammopharmacology* apontou que o consumo do gengibre e de seus nutrientes foi capaz de diminuir significativamente a resposta inflamatória de sintomas da fibromialgia e do desgaste muscular. Outro ponto a favor do rizoma é que ele estaria associado a uma possível melhora em outros distúrbios cognitivos associados à dor crônica, como depressão e ansiedade, e ainda à redução do estado inflamatório.

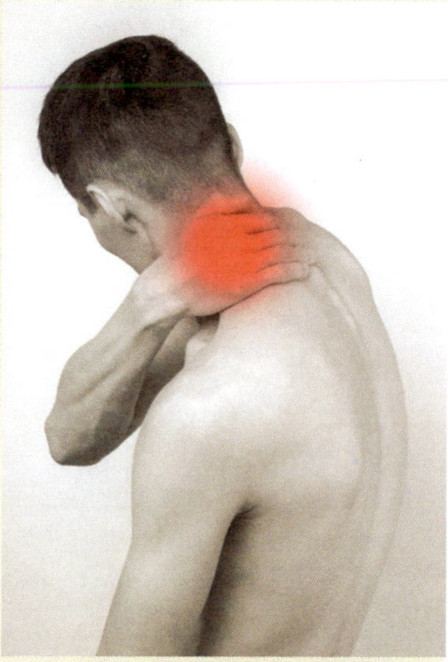

ATÉ NOS OSSOS

Não bastassem os múltiplos benefícios para a saúde dos músculos, o gengibre também pode proporcionar vantagens aos ossos. Ao menos é isso que sugere uma pesquisa feita pelo *Brazilian Journal of Medical and Biological Research*. Os cientistas brasileiros analisaram se o gingerol seria capaz de afetar a maturação e proliferação das células que simulam a função óssea no organismo, chamadas de osteoblastos. E, como resultado, a ação do nutriente foi perceptível, uma vez que o gengibre atuou como um agente promissor no tratamento de inflamações dos ossos e, consequentemente, na prevenção de doenças como a osteoporose.

MINERAL ALIADO

Você já deve ter ouvido falar em alimentos ricos em magnésio, mas sabe

O óleo de gengibre também é bastante utilizado em massagens que aquecem o corpo e excitam os órgãos sexuais.

para que realmente serve esse mineral? Presente no gengibre, esse nutriente é considerado pelos médicos como multifuncional. O magnésio colabora de diversas formas para a redução de edemas. Para começar, ele ajuda a regular os níveis de sódio, cálcio e potássio no corpo, substâncias que participam ativamente do processo de retenção e eliminação de água. Além disso, ele tem efeito relaxante, o que ajuda a controlar a pressão sanguínea e favorece a boa circulação. Outro benefício do mineral é o papel que desempenha no alívio da constipação.

UMA DOSE DE VITAMINAS

Presente em boa quantidade no gengibre, a vitamina B6 é uma substância que tem como uma de suas funções principais o controle da pressão arterial, que pode causar inchaço e dores se não estiver bem regulada. A B6 ajuda no metabolismo

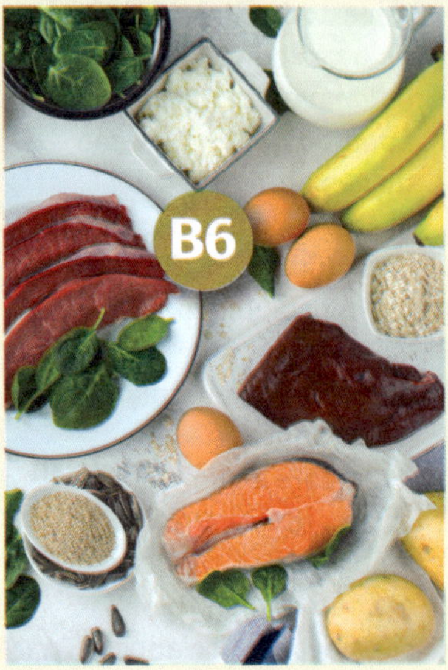

de homocisteína, um aminoácido que, em excesso, provoca uma inflamação sistêmica no corpo. Esta, por sua vez, pode promover o acúmulo de líquidos em determinados membros. Por isso, o nutriente tem um efeito diurético suave e também age como um modulador hormonal, cabendo notar que alterações de hormônios também podem ser responsáveis pelo aparecimento de edemas.

Ele ainda participa da multiplicação das células e da produção das hemácias e das células do sistema imunológico. Além do gengibre, esse nutriente pode ser encontrado em outros alimentos, como peixes, nozes, semente de girassol, gérmen de trigo, milho, banana e melão.

ALÉM DAS CÃIBRAS

Por último, mas não menos importante, outro nutriente indispensável quando se fala do gengibre é o potássio. O mineral costuma ser ligado às bananas, devido à boa prevenção de câibras. Contudo, ele está presente em mais alimentos do que se pode imaginar, e conta com mais funções do que a simples cura de dores localizadas. O potássio é de extrema importância, pois participa do metabolismo vital. Esse nutriente atua no balanço e na distribuição da água no organismo, age no relaxamento muscular, colabora nos processos de regulação das atividades neuromusculares e, com o sódio, mantém o coração funcionando regularmente. Sua relevância para uma boa saúde é tanta que para um adulto saudável a recomendação média é consumir entre 3 g e 4 g diários. O potássio é encontrado em feijão-preto, manteiga, cogumelo, espinafre, damasco, tomate, abacate, amora, entre outros alimentos. A suplementação só é necessária para atletas maratonistas, mas sempre com supervisão médica.

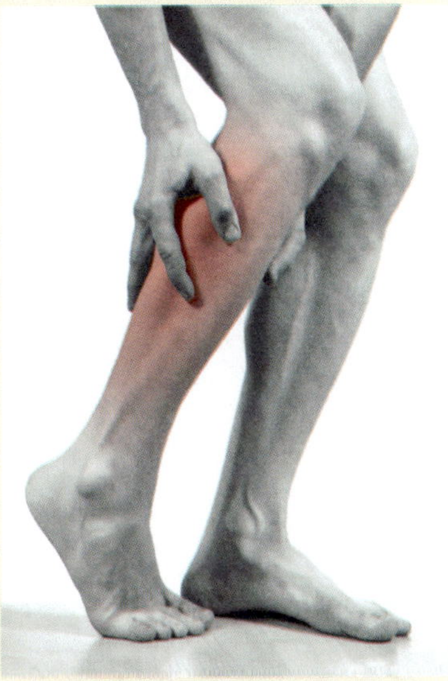

O consumo em excesso de gengibre deve ser evitado por gestantes e por quem tem hipertireoidismo.

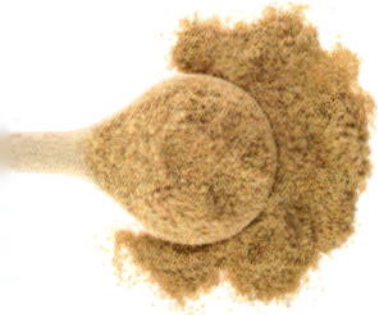

TABELA DE NUTRIENTES

GENGIBRE

Calorias	12 kcal
Proteínas	0,27 g
Lipídios	0,11 g
Fibras dietéticas	0,3 g
Ferro	0,09 mg
Potássio	62,3 mg
Cálcio	2,4 mg
Fósforo	5,1 mg
Magnésio	6,45 mg
Sódio	1,95 mg
Zinco	0,05 mg
Vitamina C	0,75 mg

*DADOS EM 15G DO ALIMENTO IN NATURA DE ACORDO COM A TBCA (EQUIVALENTE A UMA COLHER DE SOPA CHEIA)

Potencial anti-histamínico

Os nutrientes do gengibre são responsáveis pela diminuição de prostaglandina, que é um hormônio que provoca a sensação de dor. Fora o gengibre, alimentos como canela, cravo e orégano são boas fontes de anti-histamínicos.

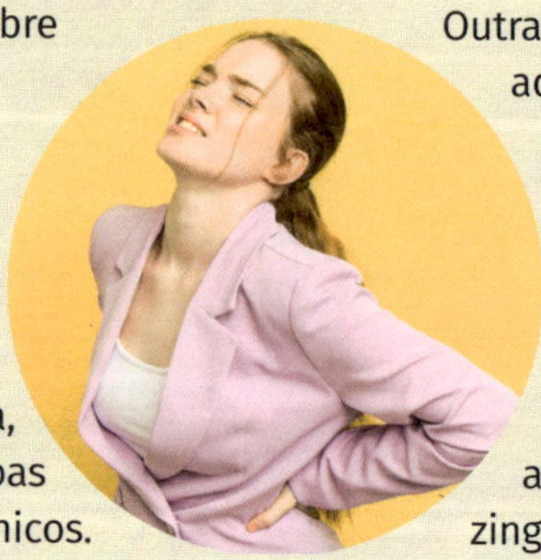

Outra dado relevante é que aquele gosto acentuado e marcante do gengibre não só é agradável ao paladar como tem efeitos benéficos. Ele vem de substâncias como o gingerol e o canfeno, além de felandreno, zingibereno e zingerona.

Prove o gengibre no dia a dia

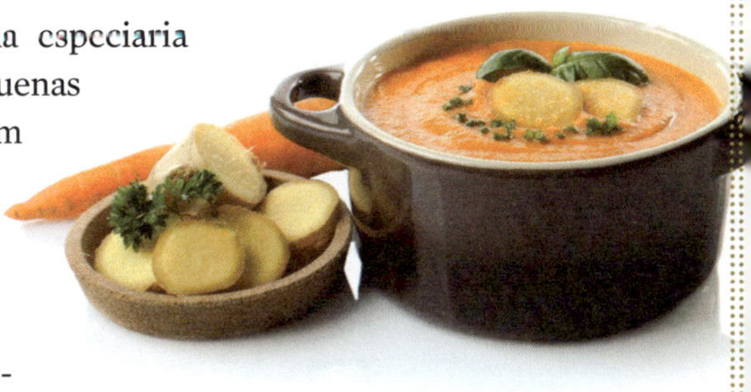

Como é considerado uma especiaria adstringente, bastam pequenas quantidades do gengibre em chás, sucos ou receitas culinárias para aromatizar e aguçar as preparações. Versátil por natureza, ele pode ser usado como tempero, especialmente em saladas, e ainda em pratos com carnes, peixes e sopas. Nas sobremesas, compõe muito bem bolos, tortas, biscoitos e broas.

O consumo de chás e sucos com gengibre é benéfico para as cefaleias, devido ao seu alto poder anti-inflamatório nessas condições. Também está disponível na versão em pó, mais prática para o uso e com menor ardência, além de compor balas e outros mastigáveis.

BEBIDAS VARIADAS

Quando o assunto é líquido, o gengibre é a base de uma série de preparos amados pelos brasileiros. A começar pelo tradicional quentão nas festas juninas e julinas, em que ele é o ingrediente principal. O mesmo vale para o vinho quente.

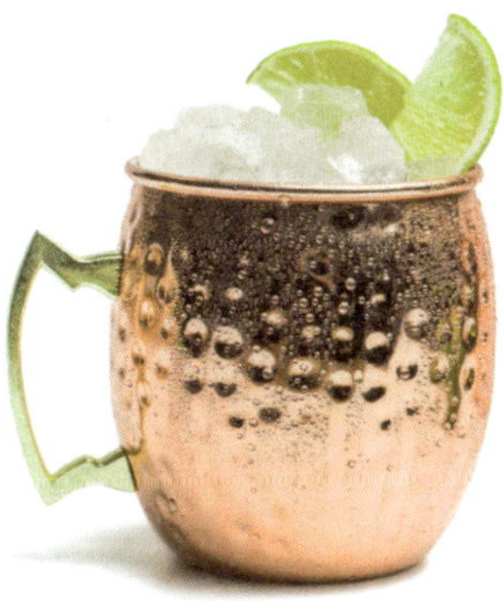

Entre os drinks mais contemporâneos, o rizoma é essencial para o preparo do moscow mule, que ainda leva limão e vodca, mas deve ser consumido com moderação. E, para quem busca uma receita para os dias de ressaca, ele ainda pode estar presente nos sucos detox, para liberar os inchaços do dia anterior.

O gengibre também é encontrado em pó, versão que suaviza sua ardência nas receitas.

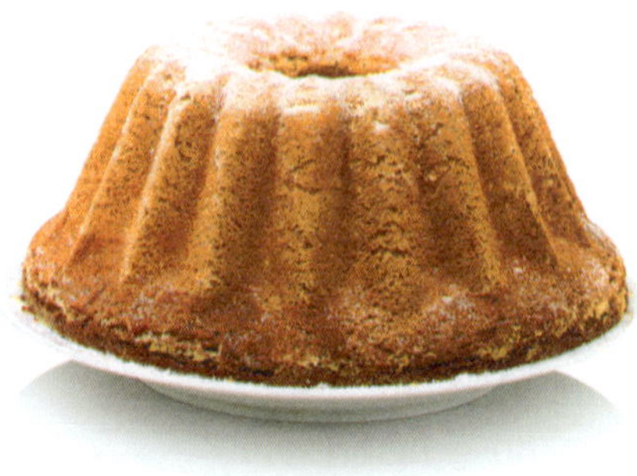

Bolo de laranja com gengibre e linhaça

Rendimento: 10 porções
Tempo de preparo: 50 minutos

INGREDIENTES

- 1 e ½ xícara (chá) de farinha de trigo
- 1 xícara (chá) de farinha de trigo integral
- 1 colher (sopa) de fermento químico (pó)
- 1 pote de iogurte natural desnatado
- 3 ovos pequenos
- 2 colheres (sopa) de margarina
- 1 pedaço pequeno de gengibre fresco
- 1 copo médio de suco de laranja (sem açúcar)
- 3 colheres (sobremesa) de semente de linhaça triturada
- 2 colheres (chá) cheias de açúcar orgânico

MODO DE PREPARO

1. Higienize o gengibre e rale. Bata as claras em neve. Reserve. **2.** Bata o açúcar, a margarina e as gemas na batedeira, até obter um creme esbranquiçado. **3.** Acrescente as farinhas, alternando com o suco de laranja e o iogurte. **4.** Desligue a batedeira e acrescente as sementes de linhaça, o gengibre, as claras em neve e o fermento, mexendo delicadamente até formar uma massa homogênea. **5.** Despeje em assadeira untada com margarina e farinha e leve para assar em forno médio, preaquecido a 180 graus, por 35 minutos. **6.** Sirva a seguir.

Suco detox com gengibre

Rendimento: 1 porção
Tempo de preparo: 15 minutos

INGREDIENTES

- 3 folhas de couve-manteiga
- 2 colheres (sopa) de folhas de hortelã
- 1 maçã-verde pequena
- 1 copo de água de coco
- Suco de ½ limão
- 2 rodelas médias de gengibre
- 1 colher (sopa) de linhaça

MODO DE PREPARO

1. Lave e pique bem as folhas de couve e de hortelã. 2. Bata no liquidificador com a maçã-verde picada, a água de coco, o suco de limão, o gengibre picado e a linhaça. 3. Acrescente gelo se preferir e beba sem coar.

Refogado de tofu com gengibre

Rendimento: 4 porções
Tempo de preparo: 25 minutos

INGREDIENTES

- 8 fatias médias de tofu
- 1 pedaço pequeno de gengibre fresco
- 8 unidades de amêndoas em lascas torradas
- 12 colheres (sopa) de broto de feijão cru
- 8 ramos de brócolis crus
- 6 fatias médias de pimentão verde cru
- 6 unidades pequenas de alho
- 3 colheres (sopa) de molho shoyu *light*
- 2 colheres (sopa) de óleo de canola

MODO DE PREPARO

1. Numa vasilha, coloque o alho amassado, o gengibre ralado e o tofu em cubos. Regue com shoyu e deixe marinar por 10 minutos.
2. Aqueça o óleo, refogue a marinada de tofu, os brócolis, o pimentão picado e os brotos de feijão até ficarem ligeiramente cozidos.
3. Adicione as amêndoas em lascas e refogue. Retire do fogo e sirva.

Leite e derivados: essenciais aos ossos

Do café da manhã ao jantar, um dos alimentos mais presentes na rotina dos brasileiros é o leite de vaca. Não somente na forma tradicional, amada pelas crianças e consumida com café, cereais ou especiarias pelos adultos, mas também em produtos derivados, que englobam desde o iogurte matinal até manteiga, queijos e creme de leite.

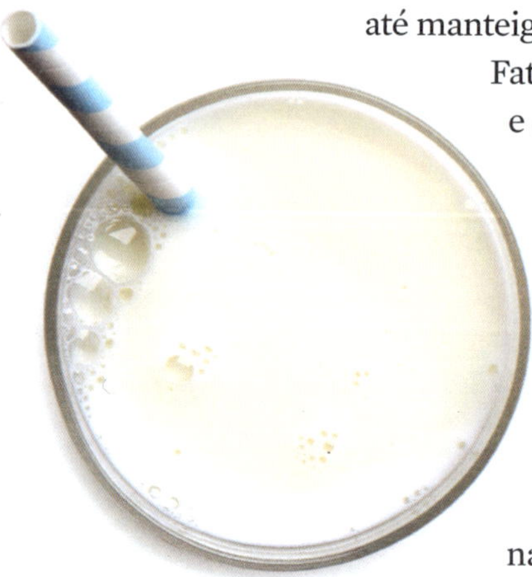

Fato é que, além de dar mais consistência e sabor às refeições, os lácteos possuem outros trunfos, que são seus benefícios para a saúde em geral. Talvez um dos mais conhecidos seja o fortalecimento ósseo, algo já comprovado há anos pela ciência.

ENZIMA SELETIVA

Existe uma corrente de profissionais da saúde – entre eles médicos e nutricionistas – que defende que o adulto não deve consumir leite. Afinal, nenhum outro mamífero o faz. Eles podem ter alguma razão quando dizem que, com o tempo, o organismo humano perde a capacidade de produzir lactase, a enzima que ajuda a digerir a lactose, um açúcar típico do leite.

É importante consumir leite e derivados tanto na infância e adolescência como depois de se tornar adulto.

Mas uma pesquisa publicada pela prestigiosa revista científica *Nature* comprovou o contrário. Nela fica claro que o processo de seleção natural priorizou seres humanos capazes de digerir a lactose. Os intolerantes, portanto, são exceção.

ESQUELETO SAUDÁVEL

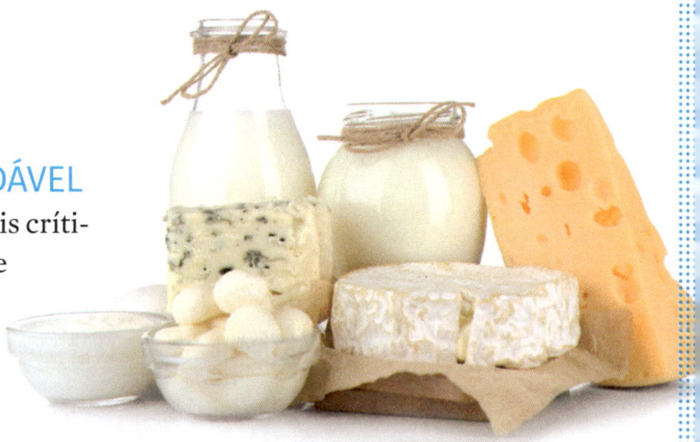

E ainda existem mais críticas importantes sobre o líquido branco. Um famoso estudo da Universidade de Uppsala, na Suécia, chegou à conclusão de que a ingestão de mais de três copos diários até elevaria o risco de fraturas. Isso porque o excesso de proteínas pode provocar uma alteração de pH do sangue, tornando-o ácido, cujo efeito colateral é o enfraquecimento dos ossos. Mesmo com os achados, os próprios pesquisadores se apressaram a dizer que é preciso aprofundar os estudos.

E é isso que têm feito uma dezena de outras instituições mundo afora, que acabaram por jogar essa hipótese por terra. Um deles, publicado pelo jornal do Colégio Americano de Nutrição, afirma categoricamente ser um engano acreditar que o leite enfraquece os ossos. Portanto, continua válida a orientação de bebê-lo como forma de prevenção da osteoporose.

FERMENTADO E EFICIENTE

Um dos derivados que mais chamam a atenção quanto a seus benefícios é o iogurte. O alimento é fundamental para quem sofre de doenças articulares, especialmente devido à presença de vitamina D e de cálcio em sua composição, que mantêm os ossos fortalecidos.

Vale ressaltar que essas condições aumentam a predisposição à osteoporose. Estudos demonstram que mulheres com níveis altos dessa vitamina têm 30% menos chances de desenvolver artrite reumatoide do que aquelas com menor nível. E um trabalho, também com mulheres, revela que a ingestão adequada de lácteos leva a uma progressão mais lenta da artrose.

Novos sabores

As prateleiras dos supermercados sempre trazem novidades. Entre as tendências está o uso de frutos da Amazônia, principalmente o açaí, e subprodutos de algumas frutas, como as cascas de maçã, banana e maracujá, na composição dos iogurtes. Uma pesquisa de doutorado da Universidade de São Paulo (USP) mostrou que tanto a polpa de açaí como as fibras oriundas dos subprodutos melhoram o perfil de ácidos graxos e a viabilidade de bactérias probióticas dos iogurtes e outros derivados de leite.

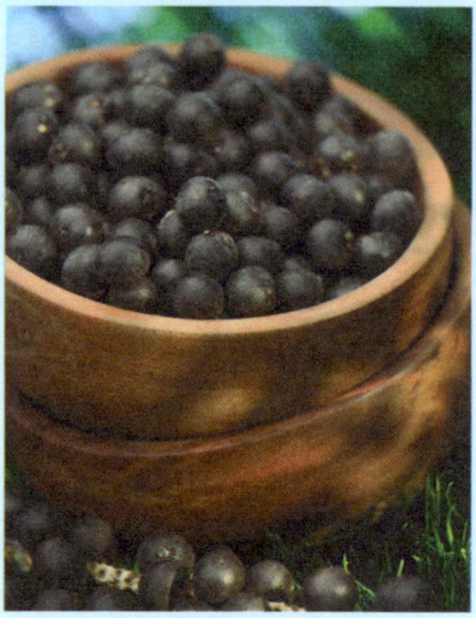

TRIO DE PESO

O leite, o iogurte e outros derivados têm outra importante vantagem: são ricos na tríade amiga do corpo, composta pelo cálcio, potássio e magnésio. Esse trio beneficia pessoas de qualquer idade.

E, aliados à vitamina D, eles formam um time contra problemas que possam afetar as estruturas ósseas. Nessa categoria, há produtos lácteos enriquecidos cujas funcionalidades podem induzir mudanças mais favoráveis em índices bioquímicos do metabolismo ósseo do que a suplementação de cálcio faz de forma isolada.

Além dos ossos, uma descoberta recente coloca o leite ao lado de alimentos que reduzem o risco de colesterol alto. Um estudo realizado na Espanha acompanhou mais de 5.000 pacientes, por cerca de dois anos, e encontrou uma ligação entre o consumo de leite e a diminuição do risco de pressão arterial elevada.

O iogurte tem sido apontado como um alimento capaz de turbinar a imunidade, melhorar a fertilidade masculina e ainda favorecer a perda de peso.

Além disso, o iogurte natural, devido ao processo de fermentação láctea, é fonte de probióticos, as conhecidas "bactérias do bem", que aumentam a imunidade e melhoram a flora intestinal, reduzindo a inflamação localizada no sistema digestivo. Isso é importante pois indivíduos que sofrem de artrite costumam apresentar processos inflamatórios também no intestino, o que aumenta a permeabilidade desse órgão vital. O resultado é uma dificuldade maior em absorver diversos nutrientes essenciais.

Como neurotransmissores envolvidos na sensação de bem-estar, como a serotonina, são produzidos no trato intestinal, há indícios de que uma microbiota saudável ajude até mesmo a melhorar o humor. É bom lembrar que pacientes com dor crônica são mais propensos a ter depressão.

BACTÉRIAS DO BEM

Uma pesquisa realizada por cientistas da Universidade Tabriz, no Irã, constatou que a ingestão de suplementos com *Lactobacillus casei*, um probiótico presente no iogurte, é capaz de reduzir vários marcadores de inflamação, como as citocinas.

O trabalho, publicado na revista *Nutrition*, contou com 46 pacientes com artrite reumatoide, divididos em dois grupos, sendo que um deles recebeu placebo. Os benefícios foram constatados após um período de oito semanas de tratamento.

Os autores do estudo esclarecem que são necessárias mais investigações, mas eles acreditam que as "bactérias do bem" podem vir a se tornar uma terapia coadjuvante em casos de artrite.

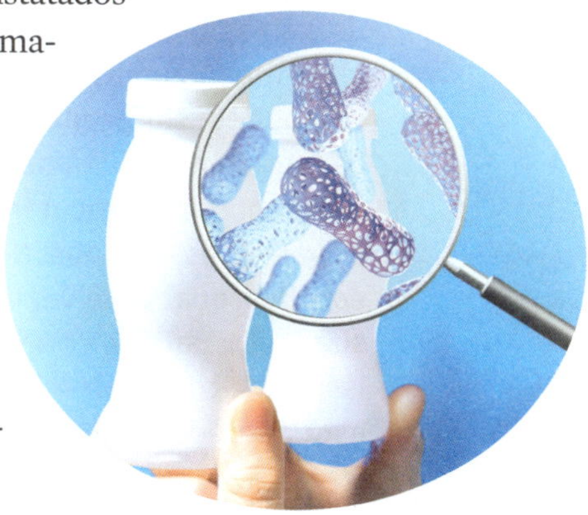

AÇÃO NA LOMBAR

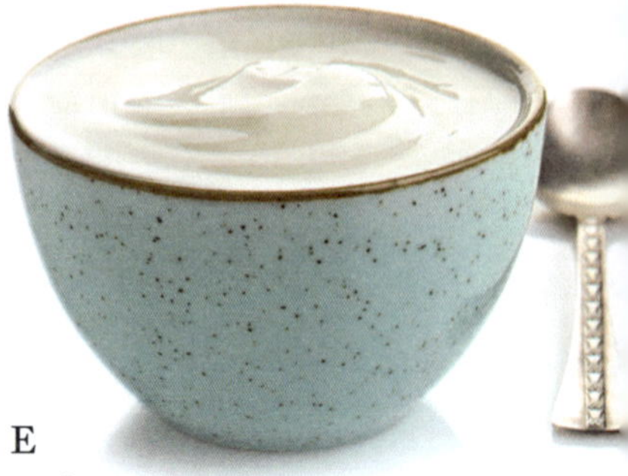

Outro ponto a favor do iogurte é sua notável ação nas células imunológicas, neurotransmissores, hormônios e vitaminas. Dessa forma, qualquer processo inflamatório se torna menos frequente após o consumo regular. E muitas vezes as inflamações mais englobadas por esse benefício do lácteo são as que ocorrem na região das costas, uma vez que as terminações nervosas passam de maneira frequente na área da lombar.

O consumo regular de leite fermentado e iogurte regula a microbiota intestinal, reduzindo processos inflamatórios.

O iogurte ainda é rico em vitamina B12 e aminoácidos que combatem a anemia. Além disso, tem cálcio, potássio, fósforo, vitaminas A e B6, riboflavina, niacina e ácido fólico. Sobre este último nutriente, seu teor é dez vezes maior do que aquele encontrado no leite utilizado em sua elaboração, devido à atividade das bactérias envolvidas na fermentação do iogurte.

Saiba escolher o melhor tipo

Quando o assunto é a quantidade de nutrientes, desnatado e integral dão na mesma. A única diferença entre esses dois tipos é a retirada da nata, a gordura saturada desse alimento. Algumas vezes, as vitaminas lipossolúveis, como A e D, podem ser perdidas nesse processo, mas normalmente os fabricantes costumam adicioná-las novamente ao produto. Basta procurar no rótulo se eles são enriquecidos e preferir esses tipos! No fim das contas, na hora de escolher qual você vai consumir, leve em consideração a sua dieta: para as crianças, a gordura é importante, por isso, vale consumir o integral nesses casos; agora, se você está querendo perder peso, opte pelo desnatado.

Pensamento no futuro

Não é novidade que as crianças devem tomar leite para ter ossos e dentes mais fortes. Mas isto a ciência não sabia: o cálcio que se consome na infância funciona como uma poupança para evitar osteoporose na vida adulta. É a conclusão de uma pesquisa realizada na Universidade de Southampton, nos EUA. Bebês e crianças malnutridos tendem a apresentar uma massa óssea menor que o normal. E se mantêm assim até o pico de massa óssea, ao redor dos 30 anos. Nessa idade a qualidade dos ossos começa a decair. Quem já inicia em desvantagem pelo baixo consumo do mineral na infância terá uma chance maior de desenvolver osteoporose.

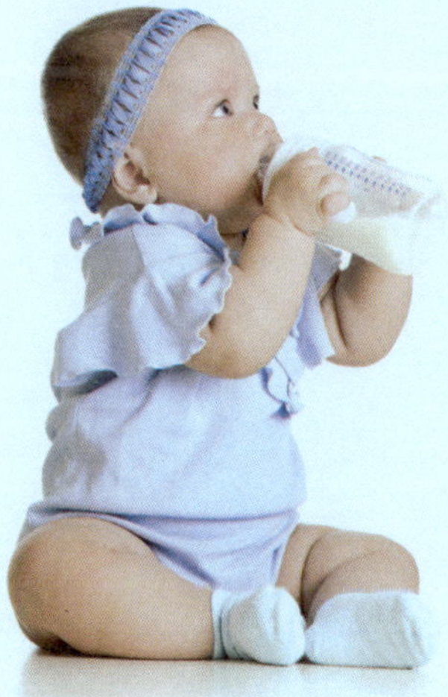

MENOR RISCO DE GOTA

Se você tem gota ou outros tipos de doenças decorrentes de inflamações por conta do ácido úrico, saiba que está seguro ao consumir um copo de leite gelado, sem agravar os problemas, contanto que escolha as versões desnatadas. Uma pesquisa publicada pela Arthritis Foundation revelou que beber leite com baixo teor de gordura não apenas é capaz de reduzir os níveis de ácido úrico e o risco de crise de gota, mas também promove a excreção de ácido úrico pela urina, reduzindo seus índices no sangue. Na verdade, segundo especialistas, isso se aplica a todos os laticínios com baixo teor de gordura, como queijo cottage, ricota, iogurtes desnatados, entre outros. Ou seja, você também pode desfrutar de um café da manhã mais variado.

TABELA DE NUTRIENTES

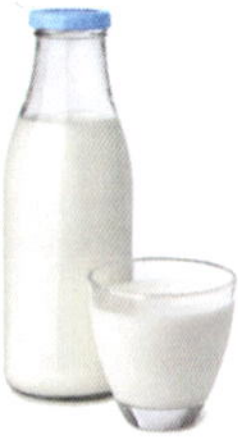

LEITE DE VACA DESNATADO

Calorias	38 kcal
Proteínas	,98 g
Lipídios	0,36 g
Fibras dietéticas	---
Ferro	---
Potássio	140 mg
Cálcio	134 mg
Fósforo	85,9 mg
Magnésio	10,3 mg
Sódio	51,4 mg
Zinco	0,38 mg
Vitamina C	---

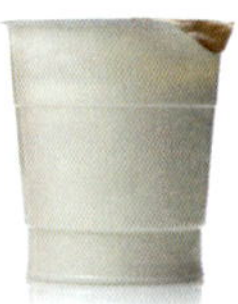

IOGURTE NATURAL

Calorias	48 kcal
Proteínas	4,04 g
Lipídios	0,42 g
Fibras dietéticas	---
Ferro	---
Potássio	210 mg
Cálcio	181 mg
Fósforo	126 mg
Magnésio	13,8 mg
Sódio	68,9 mg
Zinco	0,59 mg
Vitamina C	0,4 mg

*DADOS EM 100G DOS ALIMENTOS IN NATURA DE ACORDO COM A TBCA

Acrescente mais leite e derivados na dieta

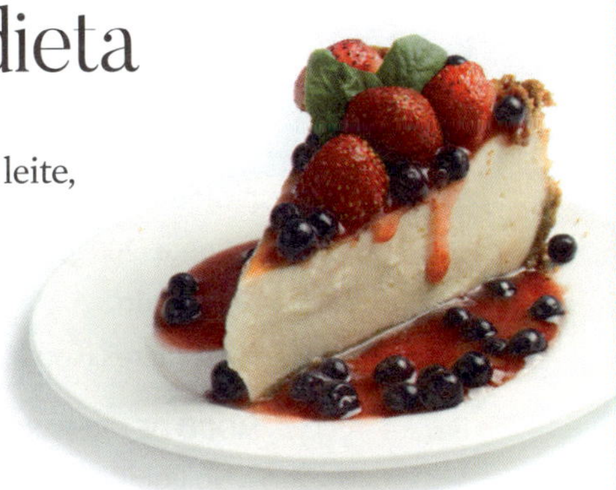

É comum associar o consumo de leite, queijos, manteiga e de iogurte ao café da manhã. No entanto, isso não significa que não possam figurar na mesa em outras refeições, como o almoço, o lanche da tarde, a ceia ou até mesmo o jantar.

Eles servem de base para molhos usados em saladas, carnes, peixes, doces caseiros e pratos leves. Na sobremesa, o leite e seus derivados como a versão condensada, a manteiga e o creme de leite são imprescindíveis para bolos, tortas e outros preparos.

Já iogurte e o queijo são ótimos acompanhamentos para frutas, inclusive, a combinação de queijo branco e goiabada dá origem ao tradicional Romeu e Julieta. São ainda a base das volumosas cheesecakes e de cremes azedos para colocar como cobertura em sobremesas tradicionais de festas.

LANCHE SAUDÁVEL

Seja natural ou com sabor de frutas, industrializado ou caseiro, o iogurte é um bom aliado no processo de emagrecimento. A versão natural tem poucas calorias e, além disso, funciona muito bem para saciar a fome, como um lanche saudável entre as refeições.

Ainda há diversos estudos relacionando o consumo de cálcio, nutriente do qual o iogurte é uma das mais importantes fontes, à perda de peso. Por todos esses motivos, médicos e nutricionistas recomendam, cada vez mais, sua ingestão contínua como parte da alimentação de quem busca emagrecer saudavelmente.

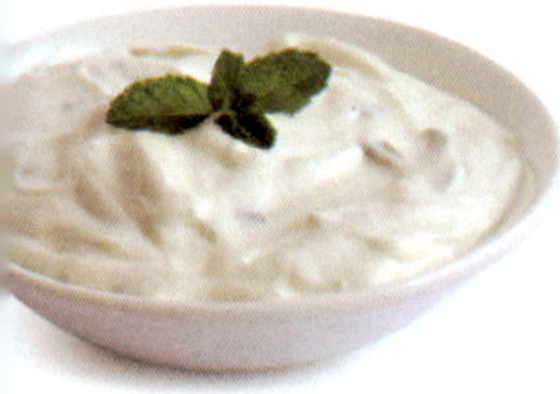

Molho de iogurte com hortelã

Rendimento: 1 porção de 280 g
Tempo de preparo: 5 minutos

Use o iogurte como substituto do creme de leite para reduzir o teor de gordura dos pratos.

INGREDIENTES

- 1 xícara (chá) de hortelã picado
- 1 pote (200 g) de iogurte desnatado
- 2 colheres (sopa) de *curry*
- 4 colheres (sopa) de creme de leite de caixinha
- 1 colher (sopa) de azeite extravirgem
- Sal a gosto

MODO DE PREPARO

1. No liquidificador, bata por 30 segundos as folhas de hortelã, o iogurte, o creme de leite e o *curry*. 2. Coloque o azeite, o sal e bata por mais 30 segundos. 3. Retire, coloque em uma vasilha e sirva com salada de folhas e pepino, com quibe ou frango assado ou peixe no vapor.

Flan de iogurte

Rendimento: 6 potinhos
Tempo de preparo: 20 minutos + tempo de refrigeração

INGREDIENTES

- 2 potes (200 g) de iogurte natural
- Suco de ½ limão
- 1 caixinha de 200 g de *cream cheese*
- 1 xícara (chá) de morango picado
- 3 colheres (sopa) de açúcar
- 1 envelope de gelatina sem sabor preparada conforme as instruções

MODO DE PREPARO

1. Em uma batedeira, coloque o *cream cheese*, o iogurte, o limão e o açúcar. Bata por 10 minutos. 2. Em seguida, coloque o morango. Bata por mais cinco minutos. 3. Por último, coloque a gelatina. Bata por mais dois minutos. 4. Em pequenos recipientes, distribua o flan. Leve à geladeira por duas horas. Ao servir, decore com morangos picados e folhas de hortelã.

Bolo de leite

Rendimento: 6 porções
Tempo de preparo: 45 minutos

INGREDIENTES

- 3 ovos
- 2 colheres (sopa) de manteiga sem sal
- 200 g de açúcar
- 1 lata de leite condensado
- 3 xícaras (chá) de farinha de trigo
- 3 xícaras (chá) de leite integral

MODO DE PREPARO

1. Bata no liquidificador os ovos, a manteiga e o açúcar. Depois adicione o leite condensado, a farinha de trigo e, aos poucos, o leite integral. 2. O conteúdo depois de batido será praticamente líquido, e só vai adquirir consistência depois de cozido. 3. Coloque a mistura em uma forma redonda untada e deixe no forno médio por 40 minutos. 4. Para saber se está assado, enfie e retire um palito. Se ele sair limpo é porque está bom. Desenforme quando estiver frio e sirva.

Chá cremoso

Rendimento: 10 porções
Tempo de preparo: 20 minutos

INGREDIENTES

- 2 xícaras (chá) de erva-cidreira fresca picada
- ½ lata de leite condensado
- 3 maçãs-verdes picadas
- 1 colher (sopa) de gengibre
- 1 forma de gelo

MODO DE PREPARO

1. Em uma panela, ferva a erva-cidreira com três xícaras (chá) de água por cerca de 2 minutos e deixe esfriar. 2. Passe por uma peneira e bata o líquido (descarte as folhas) no liquidificador com o leite condensado, as maçãs, o gengibre e o gelo por cerca de 1 minuto, até a bebida ficar homogênea.

Soja: ideal para o sistema articular

Usada no preparo de óleos, proteínas ou mesmo para consumo em grãos, de forma natural, não há como negar que a soja é um alimento bastante versátil. Mas não é só nas refeições que ela mostra seu brilho, sendo indicada também para quem busca benefícios para o organismo.

A principal função está relacionada à saúde feminina, especialmente para mulheres com mais de 60 anos. O motivo? A soja é rica em isoflavona, um fitoestrógeno que atua na saúde óssea, sendo capaz de prevenir a osteoporose. Como ele possui estrutura similar ao hormônio estrógeno, seu consumo regular é recomendado para ajudar os ossos a absorverem minerais como o cálcio, essencial para a saúde do esqueleto.

ALENTO AO JOELHO

E se a intenção é diminuir o desconforto de quem sofre com osteoartrite (artrose) no joelho, incluir a soja em variadas refeições é boa pedida.

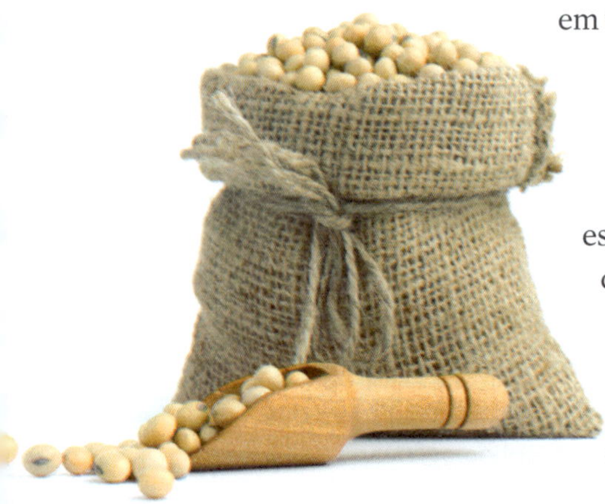

Especialmente porque o processo da artrose é longo, pois envolve a quebra da cartilagem ao longo do tempo. E essa é uma estrutura necessária para amortecer as articulações e ajudá-las a se moverem mais suavemente.

Um estudo da Universidade de Oklahoma (EUA) descobriu que ao consumir 40 g de proteína

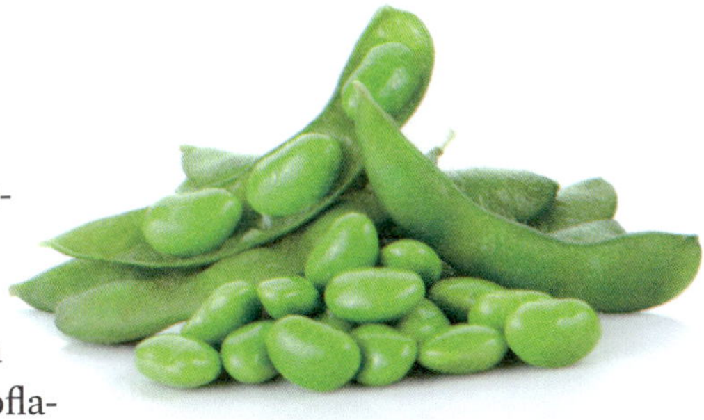

de soja por dia, durante três meses, os pacientes puderam cortar pela metade o consumo de analgésicos. O segredo de tanta potência está justamente nas isoflavonas, hormônios vegetais que possuem propriedades anti-inflamatórias, segundo explicam os pesquisadores da Universidade do Estado da Flórida, nos EUA.

HORMÔNIOS NATURAIS

Já outro estudo, realizado pela Universidade de Hull, na Inglaterra, comprovou benefícios igualmente importantes do consumo da soja para a redução do risco de desenvolvimento da osteoporose.

Os pesquisadores recrutaram 200 mulheres no estágio inicial da menopausa e as dividiram em dois grupos. Em um deles, as mulheres tomaram por um ano um suplemento diário de 30 g de proteína de soja com 66 mg de isoflavonas. Já o outro grupo tomou a mesma quantidade de proteína, porém sem a inclusão da isoflavona. A massa óssea das mulheres do primeiro grupo se manteve estável, enquanto no segundo grupo a redução foi de cerca de 5%.

COMBO PARA O QUADRIL

Os nutrientes presentes na soja, quando unidos com outros suplementos alimentares, podem proporcionar ainda mais benefícios para quem tem problemas na saúde do sistema articular. Unir, por exemplo, o óleo de abacate ao grão pode ser uma combinação eficaz para aliviar as dores crônicas no quadril e a osteoartrite (artrose) do joelho sem desencadear efeitos colaterais mais sérios, como aqueles que atacam a digestão.

Outros estudos mais aprofundados ainda descobriram que a mistura de soja com o óleo de abacate pode ajudar a reduzir a dor inflamatória por um período aproximado de três a seis meses.

Feito com leite de soja, o tofu é uma boa opção para quem não consome proteína animal.

Proteína de sobra

Por ser fonte de isoflavonas, a soja também pode fornecer proteção contra os cânceres de mama e de ovário entre as mulheres. O consumo de fitoestrógenos por meio da ingestão de soja ajuda a reduzir as ondas de calor durante a menopausa.

Até o momento, as pesquisas apontam a isoflavona de soja como a mais promissora para esse tratamento. Comer e beber derivados desse alimento em uma base diária não tem riscos conhecidos, mas para algumas pessoas isso perturba o sistema digestivo. É preciso consultar um nutricionista para que o especialista possa dosar a quantidade adequada de consumo. E lembre-se de que a proteína de soja é diferente da isoflavona. Um alimento rico em soja ou em proteínas pode ou não ter uma grande quantidade de isoflavonas.

A soja tem propriedades anticancerígenas, e o maior beneficiado é o público feminino.

NO LUGAR DO QUEIJO

Pessoas que não consomem leite de vaca ou outro animal – e mesmo as que são adeptas dos lácteos – acabam por aderir aos produtos feitos à base de soja. A escolha é uma boa opção, já que o vegetal também contém uma certa quantidade de cálcio. Um copo de 200 ml de leite de soja tem cerca de 40 mg do mineral. E o cálcio se transfere para o tofu, feito a partir de grãos triturados e coados, ou seja, do próprio leite de soja.

ATENÇÃO AO CÁLCIO

Consumir mais tofu no dia a dia é bom, mas é preciso ficar atento com a quantidade de cálcio ingerida. Em produtos de origem vegetal o mineral nem sempre é tão bem absorvido pelo organismo por causa da biodisponibilidade. Portanto, a substituição na dieta não deve ser total, a menos que a opção seja por um cardápio totalmente livre de proteína animal, como no caso dos veganos. Nesse caso, convém monitorar a quantidade de mineral disponível e usar suplemento alimentar.

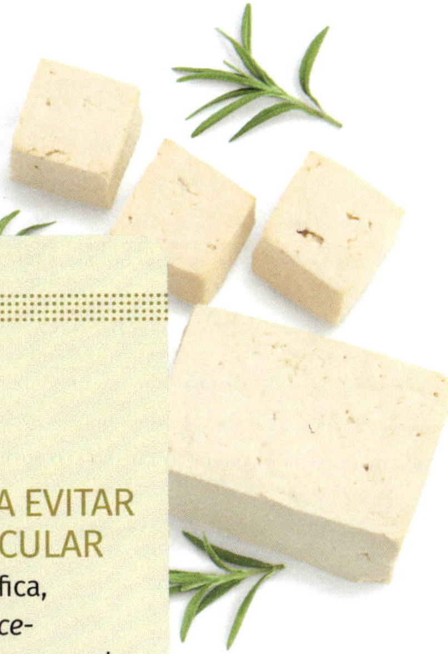

TOFU PARA ARTRITE

Além da osteoartrite (artrose), a soja e seus derivados têm se mostrado eficazes para proteger o sistema articular contra a artrite. Uma pesquisa publicada no veículo *Phytotherapics* revelou que o consumo regular do alimento pode estar associado à melhora da dor e de desconfortos causados pela doença. Para chegar a essa conclusão, os cientistas avaliaram 135 pessoas, sendo 64 homens e 71 mulheres, que tinham diagnóstico de artrite reumatoide para compreender o papel da proteína presente nos alimentos à base de soja na diminuição dos sintomas. Como resultado, após três meses recebendo suplementos em doses diárias, a maioria dos participantes teve uma maior restauração da cartilagem em membros afetados pela artrite, além de mais amplitude nos movimentos.

SOLUÇÃO PARA EVITAR A FADIGA MUSCULAR

Uma análise científica, postada no *Evidence-Based Complementary and Alternative Medicine*, avaliou o uso de um shake proteico de soja para a melhora da fadiga muscular e do desgaste da musculatura. Foram consultados mais de 50 pacientes diagnosticados com fibromialgia, uma condição que causa dor generalizada nos músculos e ossos. Eles foram selecionados, de forma aleatória, para receber um shake de soja ou placebo para consumo diário, durante seis semanas.

Após esse período, a conclusão, segundo os pesquisadores, é que, quando os shakes de soja são combinados a um programa multidisciplinar de tratamento da fibromialgia, eles podem proporcionar uma diminuição dos sintomas incômodos de fadiga e cansaço.

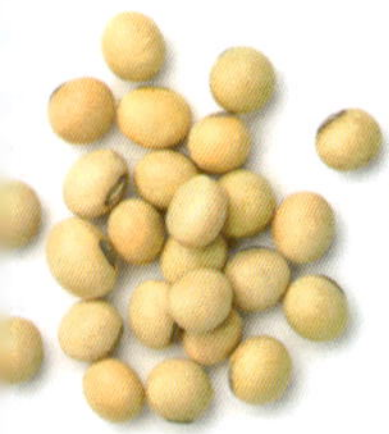

TABELA DE NUTRIENTES

SOJA EM GRÃOS

Calorias	167 kcal
Proteína	6,1 g
Lipídios	9,22 g
Fibras dietéticas	8,88 g
Ferro	4,69 mg
Potássio	488 mg
Cálcio	70,8 mg
Fósforo	167 mg
Magnésio	73,4 mg
Sódio	183 mg
Zinco	1,31 mg
Vitamina C	1,46 mg

*DADOS EM 100G DO ALIMENTO *IN NATURA* DE ACORDO COM A TBCA

Boa para o colesterol

Um periódico científico americano chamado *The New England Journal of Medicine* afirmou que, graças à soja, é possível notar queda de 13% nos níveis do mau colesterol em pacientes com excesso da gordura no organismo. Segundo as pesquisas, ela

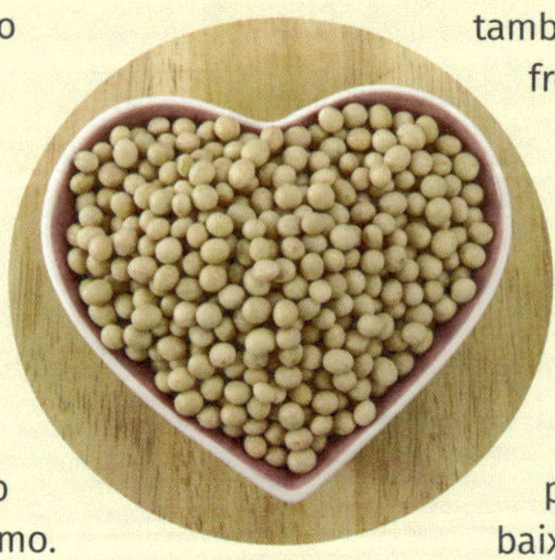

também atua em outras frentes: eleva a fração boa do colesterol (HDL), protege contra o surgimento do câncer de mama e alivia as ondas de calor na menopausa. Fora isso, a soja tem grande potencial antioxidante, baixo teor de gordura e é uma ótima fonte de fibras.

Tenha mais opções de soja à mesa

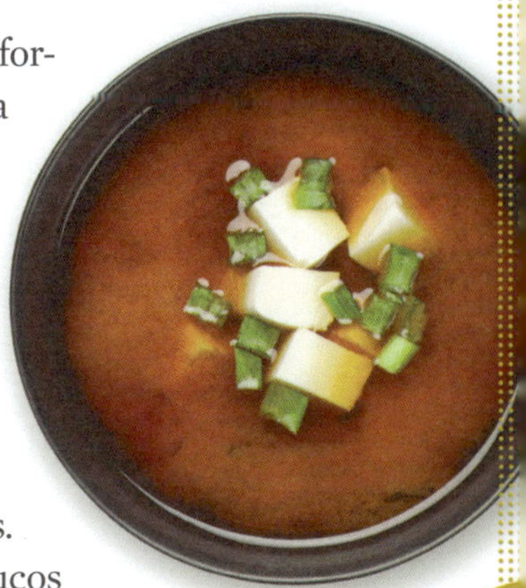

Você pode aproveitar a soja das mais diversas formas: no famoso leite vegetal, no tofu, na clássica sopa de missô japonesa, na proteína de soja, na farinha ou mesmo em grãos como forma de acompanhar carnes e peixes.

Uma dica para quem nunca experimentou ou não tem o hábito de comê-la é começar com a introdução da soja aos poucos na alimentação. Experimente primeiro o gosto em barrinhas de cereais nos intervalos das refeições. Feito isso, se o paladar aprovar, inclua aos poucos em suas refeições. Pode ser em grãos com uma salada, na forma de farinha em bolos e tortas, ou mesmo a proteína texturizada para substituir carnes.

Já o tofu pode ser usado no lugar do queijo em quiches, sanduíches, patês e pastas no seu dia a dia. Vale a pena também experimentá-lo com sobremesas, como uma *cheesecake* ou com um pedaço de goiabada.

LECITINA PARA CONSERVAR

Você já ouviu falar em lecitina de soja? Essa gordura extraída diretamente do grão pode ser usada em pó junto a sucos e vitaminas, para garantir mais benefícios à saúde, mas também serve como conservante para cremes e sorvetes.

Seu principal nutriente é a fosfatidilcolina, que previne a perda da memória, inclusive a causada pelo envelhecimento. Há pesquisas apontando resultados positivos de seu uso sobre os sintomas de Alzheimer, demência e amnésia. Tem efeito positivo ainda sobre a saúde do fígado, impedindo que as gorduras se acumulem e auxiliando na eliminação de toxinas. Se preferir, pode ser consumida como suplemento.

Um estudo descobriu que ingerir 40 g de soja por dia pode reduzir a ingestão de analgésicos.

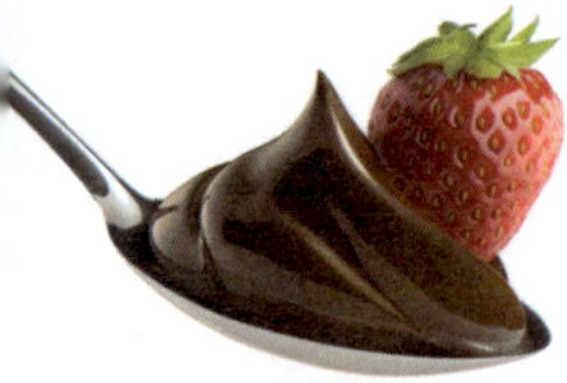

A soja também combina com pratos frios, como poke havaiano.

Mousse de chocolate com tofu

Rendimento: 4 porções
Tempo de preparo: 50 minutos

INGREDIENTES

- 300 g de tofu
- 80 g de chocolate meio amargo
- 2 colheres (sopa) de mel
- ½ colher (sopa) de essência de baunilha
- Morango para decorar

MODO DE PREPARO

1. Derreta o chocolate em banho-maria. Reserve. 2. Corte o tofu em cubos e bata no liquidificador até formar uma pasta homogênea. 3. Acrescente o chocolate derretido, o mel e a essência de baunilha. Mexa bem até incorporar todos os ingredientes. 4 Distribua a mistura em pequenos portes individuais e leve para a geladeira. 5. Deixe gelar por pelo menos duas horas, ou até que a consistência fique bem firme. 6. Antes de servir, decore com morangos, ou com outra fruta se preferir.

Patê de tofu

Rendimento: 16 porções
Tempo de preparo: 30 minutos

INGREDIENTES

- 2 colheres (sopa) de azeite de oliva
- 1 talo de alho-poró picado
- 400 g de tofu
- 1 pacote de torrada integral
- 2 colheres (sopa) de ervas picadas (salsinha, cebolinha e manjericão)
- Sal a gosto
- 2 ramos de cebolinha picados

MODO DE PREPARO

1. Em uma frigideira, aqueça o azeite e refogue o alho-poró por alguns minutos. 2. Desligue o fogo, tempere com o sal e reserve. 3. No processador, coloque o tofu, as ervas e o alho-poró refogado e temperado. 4. Misture bem até formar uma pasta homogênea. 5. Distribua a pasta sobre as torradas e sirva a seguir. Pode decorar com cebolinha, se quiser. 6. A pasta pode também ser guardada na geladeira para consumo posterior. Mas, nesse caso, não coloque sobre as torradas, ou elas ficarão murchas. Deixe a montagem para a hora de servir.

Pão integral com farinha de soja

Rendimento: 3 pães médios
Tempo de preparo: 1h30

INGREDIENTES

- 2 xícaras (chá) de farinha de trigo integral
- 2 xícaras (chá) de farinha de trigo branca
- 1 xícara (chá) de farinha de soja preta
- 3 colheres (sopa) de fermento biológico
- 1 colher (sobremesa) de sal marinho
- ½ xícara (chá) de açúcar demerara
- ½ xícara (chá) de óleo de canola
- 2 e ½ xícaras (chá) de leite desnatado ou extrato de soja (já preparado)

MODO DE PREPARO

1. Em um recipiente, misture as farinhas, o fermento, o sal marinho e o açúcar demerara. **2.** Acrescente o óleo de canola e o leite desnatado. Mexa bem. **3.** Sove a massa até ficar lisa e macia. Deixe descansar por 2 horas. **4.** Aqueça o forno a 180 °C. Divida a massa e coloque as partes em assadeiras próprias para pão de forma untadas com óleo. **5.** Peneire um pouco de farinha de trigo integral por cima dos pães e deixe--os crescerem por mais 15 minutos. **6.** Asse os pães por 1 hora e desenforme-os assim que tirar do forno.

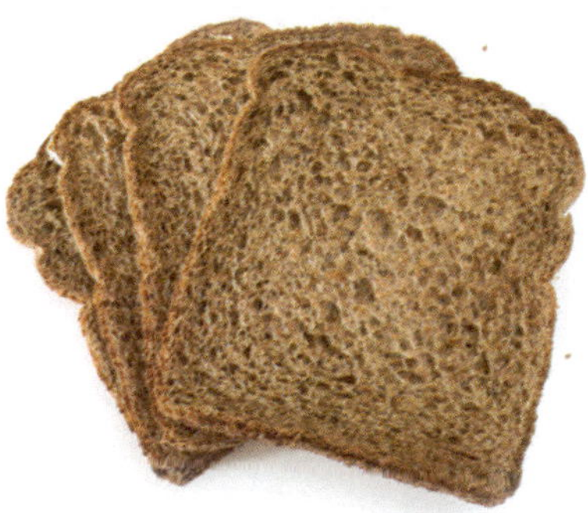

Quais alimentos é melhor evitar?

Na dieta pode estar a salvação contra as dores articulares, mas também está a perdição para quem quer manter o sistema articular e os ossos mais saudáveis. Embora o arsenal que contribui para a prevenção de artrite, artrose, dores, inflamações e osteoporose seja muito mais numeroso, alguns itens presentes no dia a dia da vida moderna ainda devem ser evitados ou consumidos de forma controlada.

Isso porque certos alimentos conseguem diminuir a absorção de determinados nutrientes, enquanto outros podem comprometer o equilíbrio nutricional já existente e que é tão importante para o tratamento de quadros crônicos. Portanto, cada escolha durante as refeições conta para a manutenção da sua saúde.

Um doce problema

É difícil resistir às sobremesas, chocolates, refrigerantes e bolos disponíveis no dia a dia. No entanto, o *American Journal of Clinical Nutrition* avisa que os açúcares desencadeiam citocinas pró-inflamatórias e, portanto, são um risco para quem já sofre com dores articulares e doenças como artrite e artrose.

E os riscos continuam. Quando usado em alta quantidade e na forma refinada, o risco é ainda maior por ser descalcificante e desmineralizante. A ingestão excessiva da versão processada, bem como de arroz, pão e macarrão brancos, também gera picos de insulina no sangue, o que aumenta a inflamação e leva ao acúmulo de gordura no organismo, dificultando a vida de quem sofre com dores da artrite, por exemplo.

O segredo para minimizar o impacto é dar preferência a versões com menor índice glicêmico, como os cereais integrais e o açúcar de coco, e incluir fontes de fibra nas receitas ou nas refeições em que esses itens estão presentes, como no café da manhã, por exemplo.

Tome cuidado ainda com nomes presentes nos rótulos de produtos industrializados que são sinônimos de açúcar, como frutose, glucose, maltose e outros.

O risco do álcool

Você já deve ter ouvido falar que tomar uma ou duas taças de vinho na semana faz bem à saúde, já que a bebida é rica em antioxidantes. De fato, muitos estudos trazem esse dado, mas especialistas alertam que, apesar de proporcionar alguns benefícios, o álcool também gera uma série de problemas e, portanto, é preciso estar atento ao seu consumo excessivo.

Por isso, se você não costuma beber, não vá começa logo agora E se você exagera, mesmo que só de vez em quando, procure abolir esse hábito, já que a intoxicação causada pela substância tem um caráter inflamatório para as dores articulares.

O excesso de álcool ainda enfraquece os ossos, e já foi comprovado pela ciência que mais de três doses diárias duas vezes por semana já oferecem esse tipo de risco. Um estudo da Universidade de Loyola, nos EUA, revelou que o álcool inibe também o correto aproveitamento do cálcio pelo organismo.

A maior parte dos refrigerantes contém ácido fosfórico, que, assim como o sódio, contribui para o aumento da excreção de cálcio pela urina.

Cautela no sal

Sal de cozinha, sódio, ciclamato de sódio e todos os outros produtos que têm o mineral no nome devem ser ingeridos com muita moderação por quem sofre com doenças inflamatórias e articulares. É que o elemento atrai água como uma esponja, o que é complicado para quem já está com as articulações inchadas e doloridas. Outra questão é que os corticoides, utilizados por muitos pacientes no alívio da inflamação, também contribuem para a retenção de líquidos – nesse caso, o abuso de sódio só piora o quadro.

E, para quem tem osteoporose, o principal problema é que o sódio em excesso aumenta a excreção urinária, que acaba por levar todo o cálcio do organismo junto. A Organização Mundial da Saúde (OMS) recomenda o consumo de menos de 2 g de sódio por dia, o que equivaleria a consumir no máximo 5 g de sal.

E anote aí: para cada colher (café) de sal, o organismo perde 40 mg de cálcio pela urina. Uma forma de minimizar os efeitos ruins do sal também é consumir potássio, por meio de frutas e vegetais.

Moderação com as saturadas

O álcool interage com diversos medicamentos, elevando o risco de sangramento estomacal e danos ao fígado.

Esse tipo de gordura, abundante em fontes de proteína de origem animal como carne, manteiga, embutidos, bacon e queijos, também pode agravar a inflamação quando consumida em grandes quantidades, além de contribuir para a obesidade.

É melhor deixar a pizza para ocasiões especiais e priorizar itens com menor teor no dia a dia, como peixes, peito de frango e iogurte. Embora ainda não se entenda exatamente o porquê, esse tipo de gordura atrapalha a absorção de cálcio.

Uma das maiores concentrações de gorduras saturadas está na manteiga, por isso seu uso deve ser controlado. Não precisa excluir do cardápio, mas o consumo não deve ir além de 15 g por dia, contando as receitas.

Vale lembrar ainda que carnes vermelhas e embutidos são especialmente prejudiciais para quem sofre de gota, pois são ricos em purina. Salame, linguiça, salsicha, presunto e companhia também são fontes de nitrato, prejudicial para a circulação sanguínea.

Alerta às gorduras trans

Se a gordura saturada deve ser ingerida com moderação, o mesmo não pode ser dito sobre a gordura trans, também chamada de hidrogenada: ela precisa mesmo sair de vez da dieta diária. Presente em diversos tipos de alimentos industrializados, como margarina, biscoitos e salgadinhos, a gordura desse tipo é altamente pró-inflamatória; por isso, é contraindicada para qualquer pessoa, mas em especial para quem sofre de artrite.

A gordura trans provoca um aumento na ação das prostaglandinas, que são substâncias que controlam os processos inflamatórios. Quando há um consumo excessivo, ocorre um desequilíbrio e uma elevação na ação das prostaglandinas pró-inflamatórias, o que aumenta as inflamações e o mecanismo da dor.

Outros óleos

Outros tipos de gorduras presentes em queijos amarelos mais pesados, como o parmesão e o provolone, são fonte de ácidos, como o oleico, que podem causar contração dos vasos sanguíneos e, assim, promover dores no sistema nervoso. Ainda estimulam os sintomas da dor, pois possuem certas proteínas causadoras de alergias, como a caseína.

Já alguns óleos vegetais, como os de milho, açafrão, girassol, algodão e óleos mistos, devem ser evitados para manter o equilíbrio entre as quantidades de ômega 6 e 3 presentes no organismo. E esse balanço de 1 para 1 só acontece quando comemos alimentos naturais em vez de frituras e produtos ultraprocessados. É que a alta ingestão de óleos vegetais faz com que a quantidade de ômega 6 ingerida seja muito superior à de ômega 3. E o desequilíbrio total dessas gorduras no corpo resulta em um processo inflamatório.

Adoçantes sigilosos

Componentes dietéticos, como o aspartame, metabolizam a fenilalanina, uma substância que pode desencadear a dor no organismo. Bebidas produzidas com adoçantes, como os refrigerantes, também conseguem criar esse mesmo efeito e, portanto, merecem estar na lista de produtos a serem evitados.

Vale lembrar ainda que alimentos em versão *diet*, como gelatinas, sorvetes, bolos e balas, também possuem altas doses de adoçante aspartame e, por isso, devem ser evitados. Para saber se é o caso do produto que costuma consumir, leia o rótulo atentamente.

O sabor ácido nos alimentos não é prejudicial às articulações. Frutas cítricas, inclusive, são bem-vindas, e não precisam ser evitadas.

Outro componente que, embora ainda seja pouco utilizado no Brasil, também é danoso para a saúde é o xarope de milho. Esse tipo de adoçante, extraído do vegetal, pode conter uma alta concentração de frutose, o que, na prática, significa que pode agravar as dores articulares. Isso porque a frutose em excesso estimula diretamente o processo inflamatório por provocar o aumento de marcadores de inflamação importantes, como as citocinas, já citadas anteriormente.

Cafeína em excesso

E até mesmo o café de todo dia está na lista de alimentos que merecem atenção no tratamento da dor. Por ser rico em xantinas, provoca uma maior excreção de cálcio pelos rins e reduz a absorção intestinal do mineral. Além das xantinas, os filatos e a trigonelina também atrapalham a absorção do cálcio. Portanto, o consumo máximo deve ser de três xícaras por dia, de preferência uma hora ou mais depois das refeições, e nunca depois das 17h para não afetar o sono.

E o glúten, é vilão?

Muita gente acredita que cortar o glúten da dieta é importante para emagrecer e para garantir outros benefícios ao organismo. A substância, presente em derivados de trigo e cevada, pode ser um risco para pessoas com doença celíaca, mas não em outros casos. Para esses indivíduos, ela pode mesmo ser considerada como um elemento altamente alergênico e, por isso, piorar as inflamações nas articulações. Para quem possui a combinação de alergia ao glúten e artrose, os sintomas, depois de ingeri-lo, tendem a se intensificar. Mas, em outras situações, não há riscos no consumo da proteína.

Consultores

Abouch Valenty Krymchantowski, neurologista

Adriane Alves Marchisete Varella, nutricionista

Alessandra Luglio, nutricionista

Alessandra Paula Nunes, nutricionista

Alexandre Podgaeti, ortopedista e traumatologista

Andrezza Botelho, nutricionista

Bruno Ferraz, endocrinologista

Bruno Rabello, ortopedista

Carina Müller, nutricionista

Cássio Trevizani, ortopedista

Clarissa Fujiwara, nutricionista

Fabiano Nunes Faria, ortopedista

Fábio Bicalho, nutricionista

Jayme Fogagnolo Cobra, reumatologista

João Sabbag, neurologista

José de Felippe Junior, professor da Associação Brasileira de Medicina Biomolecular e Nutrigenômica

José Luís Zabeu, ortopedista

Juliana Rossi di Croce, nutricionista

Jurandir Bernardes, oceanógrafo

Letícia Fontes, nutróloga

Marcella Garcez Duarte, nutróloga

Natércia Ribeiro, nutricionista

Orlando Righesso Neto, ortopedista

Paulo Alvim Borges, ortopedista

Rita Cherutti, nutricionista

Rodrigo Polesso, nutricionista

Samanta Brito, nutricionista

Sérgio Costa, ortopedista

Silmara Regina Coimbra, cardiologista

Sociedade Brasileira de Reumatologia

Vinicius Benites, neurocirurgião

Vivian Ragasso, nutricionista